余洪猛　主审

归纯漪　洪佳旭　主编

五官科
健康指南

WUGUANKE JIANKANG ZHINAN

U0256961

中国出版集团公司

世界图书出版公司

广州·上海·西安·北京

图书在版编目（CIP）数据

五官科健康指南 / 归纯漪，洪佳旭主编. —广州：
世界图书出版广东有限公司，2021.10
　　ISBN 978-7-5192-9047-4

　　Ⅰ.①五… Ⅱ.①归… ②洪… Ⅲ.①五官科学—
问题解答 Ⅳ.①R76-44

中国版本图书馆CIP数据核字（2021）第218987号

书　　名	五官科健康指南
	WUGUANKE JIANKANG ZHINAN
主　　编	归纯漪　　洪佳旭
责任编辑	曹桔方
装帧设计	书窗设计
责任技编	刘上锦
出版发行	世界图书出版有限公司　世界图书出版广东有限公司
地　　址	广州市新港西路大江冲25号
邮　　编	510300
电　　话	020-84460408
网　　址	http://www.gdst.com.cn
邮　　箱	wpc_gdst@163.com
经　　销	各地新华书店
印　　刷	广州小明数码快印有限公司
开　　本	880mm×1230mm　1/32
印　　张	5
字　　数	127千字
版　　次	2021年10月第1版　2021年10月第1次印刷
国际书号	ISBN 978-7-5192-9047-4
定　　价	39.80元

主　审　余洪猛

主　编　归纯漪　洪佳旭

副主编　徐　静　蒋莉莉　蒋敏锋

编　者　(以下排名不分先后)

万　艺 (复旦大学附属眼耳鼻喉科医院)

王　方 (复旦大学附属眼耳鼻喉科医院)

王　晶 (复旦大学附属眼耳鼻喉科医院)

归纯漪 (复旦大学附属眼耳鼻喉科医院)

朱　靖 (南京医科大学附属无锡人民医院)

庄　淼 (南京医科大学附属无锡人民医院)

朱英超 (上海交通大学医学院附属第九人民医院)

江英芳 (复旦大学附属眼耳鼻喉科医院)

许晨婕 (上海交通大学医学院附属第九人民医院)

杜月佳 (复旦大学附属眼耳鼻喉科医院)

余洪猛 (复旦大学附属眼耳鼻喉科医院)

杨　培 (复旦大学附属眼耳鼻喉科医院)

陆文静 (复旦大学附属眼耳鼻喉科医院)

陈　东 (上海交通大学医学院附属第九人民医院)

茅　锋 (复旦大学附属眼耳鼻喉科医院)

洪佳旭 (复旦大学附属眼耳鼻喉科医院)

郑洁清 (复旦大学附属眼耳鼻喉科医院)

俞蕾蕾 (上海交通大学医学院附属第九人民医院)

夏　震 (南京医科大学附属无锡人民医院)

徐　静 (复旦大学附属眼耳鼻喉科医院)

徐成志 (复旦大学附属眼耳鼻喉科医院)

郭燕君 (复旦大学附属眼耳鼻喉科医院)

黄晶梦 (复旦大学附属眼耳鼻喉科医院)

蒋莉莉 (上海交通大学医学院附属第九人民医院)

傅窈窈 (复旦大学附属眼耳鼻喉科医院)

蒋敏锋 (南京医科大学附属无锡人民医院)

虞晓洁 (复旦大学附属眼耳鼻喉科医院)

潘　丹 (南京医科大学附属无锡人民医院)

戴君凤 (上海交通大学医学院附属第九人民医院)

序一

2021年2月全国卫生健康工作会议强调,要深刻认识"十四五"时期卫生健康工作面临的新形势、新任务、新要求,贯彻落实"全面推进健康中国建设"重大任务。顺应国家医疗教育发展的政策和人民对健康美好生活的需求,《五官科健康指南》由此诞生。随着居民生活水平的提高和五官科保健意识的增强,人们对五官科疾病科普、预防和保健知识的需求明显增加,本书是"顺潮流、应民心、接地气、涨知识"之作,是满足广大人民群众对五官科疾病预防、治疗、护理等方面科普知识需求的书籍。

本书是由上海市红十字南丁格尔志愿护理服务队五官科医院分队护理专家编写,收集了社区讲座过程中老百姓对五官科疾病科普知识的需求意向,选取了大家最关心的100个问题著书,书中内容均请复旦大学附属眼耳鼻喉科医院眼科和耳鼻喉科专家给予指导。医护共同合作和多学科的交流,为本书的严谨性、专业性以及先进性保驾护航。同时,本书结合护理学科特色,亦使得本书在全民普及的过程中更具显著优势。在审核过程中,作为一名资深耳鼻喉科医生,我很荣幸能够参与其中贡献一份力量。同时,也对上海交通大学医学院附属第九人民医院和无锡市人民医院的各位五官科专家及护理团队的大力支持深表感谢。

本书对健康知识的讲解贴近百姓日常生活,语言通俗易懂,配图生动形象,兼顾了我国广大人民群众的五官科疾病健康科普知识现状,可满足广大人民群众对健康知识的渴求。九大篇系以五官科疾病科普、预防和保健为主题，阐述五官科疾病健康生活方式、康复护理措施以及急救知识，适用于基层大众阅读和推广应用，同时也可作为社区工作者开展五官科疾病科普教育的参考书。

本书对五官科疾病知识的阐述全面、具体，弘扬健康生活理念、传承科学思维，让普通百姓也可以拥有更多的渠道接受防病、医疗、保健方面的科学知识。本书契合我国的社会发展现状，紧跟当代国人的生活节奏，必将在提高基层大众健康素养方面发挥重要的作用。

本书是我院护理同仁撰写的五官科疾病科普书籍，也是志愿者服务队十余年志愿工作的一个历史见证，对于这本科普读物的诞生，我是十分期待和欣喜的，也希望未来我院护理同仁能够有更多的尝试和产出，对专业医学知识的普及起到良好的诠释和拓展。

2021年8月8日

序二

　　复旦大学附属眼耳鼻喉科医院作为国家卫健委唯一的集医疗、教学、科研为一体的三级甲等五官科专科医院，其眼科和耳鼻喉科均为国家教育部重点学科和临床重点专科。护理学科作为医院的二级学科，拥有一支优秀的眼耳鼻喉科专业护理队伍。2010年5月，医院成立了上海市红十字南丁格尔志愿护理服务队五官科医院分队，并不辍耕耘十余载。志愿护理服务队在科普视频、优秀服务团队、科普服务成果等多个领域获得诸多奖项。同时，团队成员积极撰写科普文章，屡次被社会媒体刊登报道。其中融合了公益实践和专业特色的"五官疾病健康科普保健讲座"项目，更是主动从医院走入社区，提供延续化护理的典型案例，取得了良好的社会效益。

　　在积累了丰富的专科科普宣传经验之余，将眼耳鼻喉科科普知识通过文字的形式向更多受众传播，整合出老百姓喜闻乐见的系列科普读物，成为了志愿者护理服务队新的构想。本书通过调研社区人群对眼耳鼻喉科疾病科普知识的需求，选取老百姓最关心的问题形成100问，并结合专科护理知识，将晦涩难懂的医学术语用简单易懂、形象有趣的文字加以表述，配以原创插图来生动诠释。这些与广大市民息息相关的五官科相关疾病的预防保健内容，包含了"炯炯有神"之眼科篇、"耳听八方"之耳科篇、"香气扑鼻"之鼻科篇、"喉清韵雅"之喉科篇、"细嚼慢咽"之咽科篇、"颈项自如"之头颈篇、"伶牙俐齿"之口腔篇、"美丽人生"之整形篇、"息息相关"之其他篇九个版块，形成了这本《五官科健康指南》科普读物。

  本书在编写过程中，得到了上海交通大学医学院附属第九人民医院和无锡市人民医院各位五官科专家及护理团队的大力支持，在此深表感谢。希望广大群众能够从本书中受益。鉴于编者能力和时间所限，书中难免有疏漏和不足之处，敬请见谅，并提出宝贵意见。

2021年8月8日

目 录

1

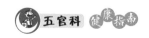
第二篇 "耳听八方"之耳科篇 ……………… 29

第三篇 "香气扑鼻"之鼻科篇 ……………… 43

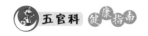

第七篇 "伶牙俐齿"之口腔篇

第八篇 "美丽人生"之整形篇

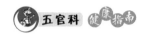

第一篇

"炯炯有神" 之眼科篇

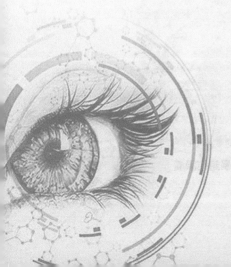

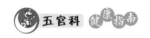

如何自己滴眼药水？

大家有没有自己滴眼药水总是滴不到眼睛内的烦恼呢？是否常常发现以下情况：

（1）只要药水瓶接近眼睛，就不受控地闭眼，眼药水根本滴不进去。

（2）滴不准，眼睛终于睁开了，但眼药水一滴都进不了眼睛，流得满脸都是，瓶口离得近了还会戳到眼睛。

如何解决这个难题呢？让我们一起解锁滴眼药水这个谜之操作。

第一步：流动水下洗净双手，这是防止眼部感染的关键。

第二步：打开眼药水瓶盖并将其横放于桌面上，防止细菌进入。

第三步：平躺或抬头，用惯用手拿起眼药水瓶身（我们以右手为例），另一手（左手）轻轻握拳抵在眼睛下方代替手指下拉下眼睑。

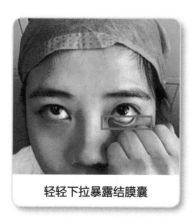

轻轻下拉暴露结膜囊

第四步：拿眼药水的右手靠在左手形成的支点上，这样既能固定右手不随意移动，又能保证眼药水瓶口和眼睛保持一定距离，防止戳到眼睛或碰到睫毛和皮肤。

第五步：双眼同时睁开向头顶方向看去（翻白眼），右手轻轻挤压眼药水瓶，使眼药水滴入结膜囊内，同时轻轻闭眼休息5分钟，用纸巾吸除溢出药液。

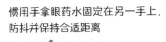

惯用手拿眼药水固定在另一手上，防抖并保持合适距离

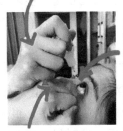

药水滴在结膜囊内

以拉开下睑的手为支点

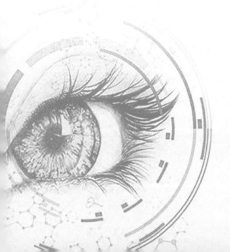

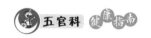

眼睛不舒服时，眼药水可以随便滴吗？

生活中您是否遇到过这种情况——眼睛干涩、发痒或有异物感？这时您会怎么做呢？相信不少人会拿出身边的眼药水滴两滴，似乎眼药水能解决一切眼部问题。那么眼药水究竟能不能随便滴呢？

答案当然是否定的！眼药水是不能随便乱用的，要根据眼睛的具体情况使用。大部分眼药水里含有防腐剂，长期使用或者乱用都会对眼睛造成严重的损伤。

眼科有一种病叫"药毒性角膜炎"，该病的发生就是因为眼药水使用不规范、随意滥用而导致的，这种行为甚至可能致盲。

现在佩戴隐形眼镜的人越来越多，很多人会因为长时间佩戴隐形眼镜而自觉眼干不适，这时候一定要使用适合戴隐形眼镜时使用的润眼液。如果随便乱用眼药水，药物的成分就会吸附在镜片上，不仅会使镜片变浑、变硬，滞留在镜片上的高浓度药液成分还会对您的眼部组织造成损伤。

眼药水要求一人一支专用，如果一家人共用一支眼药水，可能会造成交叉感染，反而得不偿失。

相信您现在已经明白，眼药水不是"神药"，不要随便乱用哦！

开封的眼药水和眼膏如何保存？可以使用多久？

开封后眼药水和眼膏应存放于室内阴凉处，避免阳光直射，其中小牛血去蛋白提取物眼用凝胶需小于20℃避光保存；维生素A棕榈酸酯眼用凝胶、拉坦前列素滴眼液在开封后应小于25℃保存；重组牛碱性成纤维细胞生长因子滴眼液、重组人干扰素α2b滴眼液及盐酸奥布卡因滴眼液需2～8℃保存。

眼药水和我们常见的口服药还有些不同，它除了药盒上的有效期外，还有自己的开封后有效期，而每一种眼药水的开封后使用时长是不一样的。

开封后的滴眼液和眼膏一般可以使用28天，但小牛血去蛋白提取物眼用凝胶开启后有效期为7天。告诉大家一个小技巧，可在开封的滴眼液和眼膏上写清开启日期，方便记忆。

市面上眼药水种类繁多，大家在使用前请先仔细阅读药物说明书。

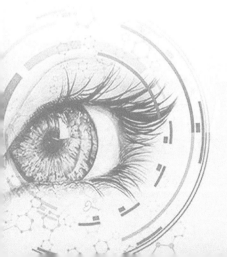

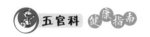

义眼片平时如何清洗？

义眼片应每日取下清洗，清洗时使用流动水。一般白天配戴，晚间取下洗净存放。义眼片不能接触乙醇等化学溶剂，保养时可用抗生素溶液或抗生素眼药水，最好用接触镜护理液清洗。

如果义眼片长期不使用，应该放在封闭容器中干燥保存，切勿放在水中保存。

患了白内障必须手术吗?

至今为止,尚无药物可完全阻止或逆转白内障的发生和发展,手术是主要治疗方法。当白内障的发展影响到工作和日常生活时,应当考虑手术治疗。

最常见的老年性白内障分四个时期:初发期、膨胀期、成熟期和过熟期。在膨胀期,如果你是易发青光眼体质的人,那么,在这个时段就可能诱发青光眼。因为在这个时期,随着晶状体体积的增大,前房变浅,房水不能正常流出,导致眼压升高,青光眼症状出现。

在过熟期,晶状体皮质液化漏出,吞噬了晶状体皮质颗粒的巨噬细胞容易在房角积聚,堵塞小梁网,让本应该流到血液中的房水无法流出,导致眼压升高,发生青光眼,在医学上称为晶状体溶解性青光眼。

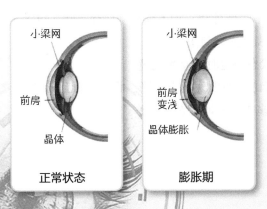

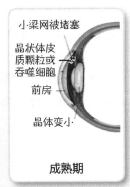

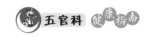

白内障术后需要注意哪些方面？

1. 手术当日，术眼纱布包扎，以闭双眼休息为主。部分患者有轻度流泪、异物感、酸胀，皆为正常术后反应，但如有术眼胀痛甚至头痛、恶心、呕吐等症状，应及时告知医务人员，必要时急诊就诊。

2. 遵医嘱滴抗生素、非甾体类消炎药和激素类眼药水。滴眼药前应认真洗手，滴眼药应动作轻柔，避免压迫眼球，注意药液瓶口勿接触睫毛等处以免药液污染。

3. 注意用眼卫生，避免用手揉眼，一个月内洗脸、洗澡时避免污水入眼，在洗头时可采用头后仰的方式，防止眼部感染。

4. 在饮食方面，可多食水果、蔬菜，避免辛辣刺激性食物，保持大便通畅。

5. 防止术眼受到碰撞，3个月内避免剧烈活动、提拉重物、咳嗽、打喷嚏、用力排便等动作。

6. 由于人工晶体不防紫外线，如不能耐受较强光线，可戴墨镜或帽子以抵挡紫外线、强光刺激。

7. 1个月后屈光状态稳定时，验光配镜。

8. 需定期门诊随访，如出现视力下降、眼痛、眼红、头痛、恶心、呕吐、分泌物多等症状时应及时就诊。

视网膜脱离是什么?

视网膜是眼球壁最内的一层透明膜，上面布满了光感受器，就像照相机里的底片，专门帮助形成清晰的图像。在我们视物时，物体的图像通过光的折射系统，最后落在视网膜上形成图像，再将图像传入大脑。而视网膜脱离就是视网膜的神经上皮层和色素上皮层之间出现分离。

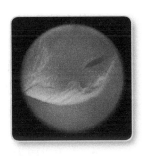

1. 视网膜脱离时的症状

视网膜脱离最早的表现，就是眼前有黑影飘动，或者伴闪光感，若不及时处理，眼前将全部都被黑影遮挡。所以，若眼前突然出现了黑影飘动，或者是闪光感，一定要及时去医院就诊。在散瞳的状态下进行视网膜的详细检查，早期发现视网膜脱离，早期进行治疗。如发现视网膜有裂孔可以进行激光治疗，避免视网膜脱离或脱离范围变大。

2. 视网膜脱离的高危人群

高度近视者、老年人、有眼外伤者、白内障手术后无晶状体眼者、眼底出血者、有糖尿病性视网膜病变者、眼部的某些先天性疾病患者和玻璃体视网膜手术后患者等。

3. 视网膜脱离后该怎么办?

若确诊为视网膜脱离，应及早治疗，防止视网膜脱离加重，尽可能挽救患者的视力。视网膜脱离的时间长短决定着视力恢复的好坏，脱离的时间越长，手术难度就越大，视力也就越差。

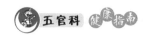

青光眼怎么预防？平时生活中需要注意什么？

1. 什么是青光眼？

可以把眼球比作一个球体，眼球内的组织会对眼球壁产生压力，称之为眼压。当眼压升高超过了视神经所能承受的压力，会引起视神经萎缩和视野缺损，这时青光眼就发生了。

2. 哪些人容易患上青光眼？

（1）从幼儿到老年人，任何年龄段都有可能发生青光眼。

（2）有青光眼家族史、有糖尿病史、患甲亢、近视600度以上、长期使用激素的人群。

3. 如何及时发现青光眼？

（1）当出现眼胀、头痛、视物模糊、视野缺损、视力下降等情况时，要及时进行眼科相关检查，排除青光眼的可能。

（2）40岁以上人群，应该每年进行一次眼部检查。有高危因素的人群，即使不到40岁，也应该每年进行眼部检查。

（3）发现眼胀、头痛、看灯光有彩虹样感觉，一定要到医院检查，及时诊治。

（4）如近视进展速度较快，有眼疲劳、验光矫正视力不提高者，需要诊断是否与青光眼有关。

4. 在日常生活中要注意什么？

（1）遵医嘱应用降眼压药物，不可随意停药或换药。

（2）定期复查，终身随诊。

（3）出现眼痛或视力变化及时去医院就诊。

（4）保持情绪乐观。

（5）了解自己的病情。

（6）闭角型青光眼患者尽量不戴墨镜。

（7）一次饮水不超过300mL。

（8）戒烟、酒、咖啡、浓茶。

（9）保持大便通畅。

（10）鼓励患者家属做青光眼筛查。

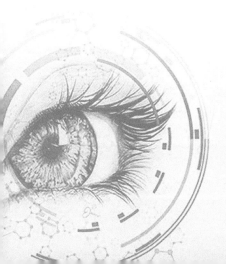

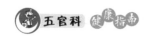

青光眼手术后患者需禁食蛋白质吗?

1. 青光眼手术后为什么要禁食蛋白质?

大家都知道,一般手术后都需要增加蛋白质的摄入来促进伤口愈合,但青光眼手术相反。青光眼手术的目的是将房水通过不同的方式引流到眼球外来降低眼压,也就是说,在眼球上重新做了一个排水的通道。想要排水的通道保持通畅,就需要避免增加蛋白质的摄入,防止因伤口结疤造成通道堵塞。

2. 青光眼患者术后需禁食蛋白质多久呢?

一般为青光眼手术后三个月。

3. 禁食蛋白质会造成营养不良,如何避免营养不良呢?

青光眼患者禁食蛋白质,其实是避免高蛋白饮食,饮食以清淡的蔬菜为主,保证每日50～60g 的蛋白质摄入,如鸡蛋、牛奶、适量的肉等。避免进食鸽子汤、黑鱼汤、海参等促进伤口愈合的高蛋白食物。

青光眼患者为什么要用阿托品？

1. 青光眼术后使用阿托品的原因

浅前房是青光眼滤过手术后常见的并发症，形成的原因主要包括滤过过畅、滤过泡漏及恶性青光眼。如无滤过泡漏，术后存在浅前房，或在此基础上眼压升高，为防止或治疗恶性青光眼，会予以阿托品治疗。阿托品是一种睫状肌麻痹剂，可使睫状肌松弛，晶状体悬韧带收缩，晶状体－虹膜隔后退而加深前房。

2. 使用阿托品的注意事项

严格做到无菌操作，滴入阿托品后按压手术眼泪囊部3～5分钟，以免出现心慌、脸红、口干等不适症状。还要避免阿托品凝胶流入未做手术眼，以防诱发青光眼。

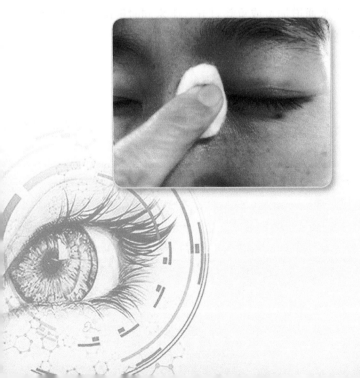

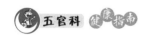
明明是青光眼，为什么要做白内障手术？

一般来说有两种原因：（1）患者本身不仅有青光眼，还同时患有白内障；（2）由白内障未及时治疗而引起的青光眼。

其实，青光眼和白内障是一对"兄弟"，两种疾病关系密切，互相影响。白内障即晶状体浑浊，青光眼则主要与眼内压增高有关。一方面，有相当一部分青光眼患者，由于长期眼压增高，导致晶状体生理代谢改变，造成晶体混浊形成白内障。另一方面，在白内障形成过程中，晶状体不断吸水膨胀，体积增大，前后径增加明显，使前房变浅，造成房角狭窄，眼睛里的房水不能正常排出，导致眼压升高，从而形成闭角型青光眼。因此，这时行白内障手术可将已经膨胀的晶体换成更薄的人工晶体，同时行房角分离术，使房水通道加宽或重新打开，手术同时解决了晶状体浑浊和眼压增高两种问题，可谓"一举两得"。

什么是睑板腺功能障碍?

　　睑板腺是一种位于上、下眼睑睑板内的分泌腺体。当睑板腺的分泌状态发生异常时，就可导致一系列的眼表刺激症状及病变。睑板腺功能障碍是指睑板腺腺体分泌导管开口由于各种原因导致堵塞，继发产生脂质分泌数量异常或成分发生改变，导致泪膜功能发生异常，使泪液蒸发加快，患者出现眼部刺激症状及眼表炎症反应，严重时会导致视力下降，影响我们的生活质量。

　　睑板腺功能障碍表现为眼睛干涩，早晨起床时干涩感尤为严重，且眼部分泌物增多，睁眼困难，并且伴有眼痛、眼痒、有异物感，此外，还会伴有视物模糊。

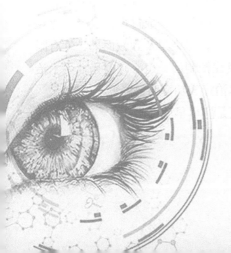

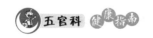

迎风流泪是病吗？

每到刮风的季节，走在路上的您是否常常泪流满面？遇到这样的情况，是否需要就诊呢？医生又是如何进行诊断的呢？

如果您经常迎风而流泪不止，建议您到有资质的医院进行诊疗。一般来说，医生会先确定泪液产生过多的原因，如倒睫、角膜炎、干眼症、结膜松弛等；再检查泪道排出系统有无阻塞、阻塞部位以及程度；最后根据病因制定合适的治疗方法。

我们为什么会流泪呢？泪液自泪腺产生后，经过眼球表面，汇集在眼部内侧，再由泪小点、泪小管、泪囊自鼻腔内排出，所以流泪是人体的自我保护机制，它可以稀释并排出一些外来物质。当产生和排出不平衡时，即会表现出流泪症状。就像下雨天，雨量过大，即使排水系统正常，道路也会积水；倘若下水道阻塞，正常的雨量也会出现状况。

泪液如果不能及时通过引流系统排出，就会带来新的问题，比如视物模糊、眼睑外翻、长期频繁擦拭泪水引起下眼睑皮肤问题等。

更重要的是，泪道阻塞会像下水道阻塞一样，产生异味，部分病人会有黏液甚至脓液积聚，这时就演变成慢性泪囊炎，存在急性泪囊炎发作的风险。一旦发作，感染累及到颜面部，就有眼眶感染累及颅内的可能，即使炎症控制后，也必须要采取手术治疗以预防二次发作，而此时手术治疗成功率明显降低。

所以，如果您经常溢泪，还是应尽早就诊哦！

我为什么会得干眼病？

眼球表面有一层由泪水形成的"薄膜"，它能锁住水分，保持眼睛滋润，阻挡外界病原侵袭。滋润眼表的水液层由泪腺分泌，而承担"锁水"功能的脂质层则由睑板腺分泌。没有这层脂质，泪水蒸发过快则会引起眼睛干涩。干眼病发病的核心就是泪膜的不稳定。泪膜由脂质层、水液层、黏蛋白层组成，三层中任何一种成分的缺乏，都会引起泪膜的稳定性下降，从而导致眼表损害和视功能障碍。引起干眼病的危险因素主要包括以下几大类：

1. 电脑、手机的使用：长期使用电子屏幕，患者瞬目次数减少、眨眼频率降低，增加了泪液蒸发的同时也降低了眼睑将泪液均匀涂布角膜表面的次数，极易引起干眼病。

2. 环境因素：空气污染，长期待在烟雾、干燥、空调房等环境中泪液蒸发加快，容易诱发干眼。

3. 个人生活及卫生习惯：熬夜、饮食过于油腻、长期佩戴隐形眼镜都会引起干眼。

4. 自身因素及相关眼科手术：某些全身疾病（如干燥综合征、系统性红斑狼疮、类风湿性关节炎、玫瑰痤疮、甲状腺疾病等）、眼部屈光、白内障、青光眼、角膜手术史等也更容易诱发干眼。

5. 药物因素：某些抗抑郁药物可引起泪液分泌减少导致干眼。

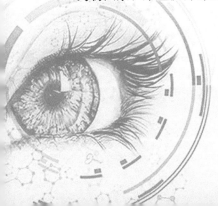

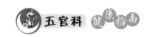

干眼病能彻底治愈吗？

干眼病是一种慢性疾病，需要患者配合医生进行长期的自我管理。某种程度而言，干眼病和高血压、糖尿病一样，无法治愈。治疗追求的最佳目标不再是将其治愈而是控制住病情，改善生活质量。

针对干眼病，建议患者首先调整个人生活及用眼卫生习惯，如保持室内环境湿润。由全身疾病或其他原因导致的干眼病，要配合风湿科或者内分泌科的医生进行全身疾病的检查与治疗，并在医生的指导下合理用药。干眼病往往需要进行个性化、系统化的药物及物理治疗，以期能使干眼病患者的生活质量得以提高。如果干眼病患者经过系统诊治最后能够做到少用药，甚至不用药，那么干眼病的治疗目的就已达到，而非一味苛求所谓的"治愈"。

干眼病患者应树立信心，保持乐观积极的心态，配合医生进行诊治并按时随访。我们相信，在个性化、系统化的一站式干眼病诊疗原则指导下，病情是可以得到有效控制的。

如何观察角膜排斥现象？

　　角膜凭借其无血管、无淋巴管的结构特点，成为人体的免疫赦免组织。因此，角膜移植术后发生免疫排斥反应的概率较低。但是，当受到炎症刺激或新生血管化等因素的影响后，角膜免疫赦免结构特点遭到破坏，同样会发生免疫排斥反应。

　　角膜排斥现象可以表现为角膜基质混浊、新生血管生长、植片失透明等，即透明的移植角膜变成不透明，表面变肿胀、不光滑。如果患者眼部刺激症状突然加重，出现眼痛、怕光、异物感、视力下降，这时就应警惕角膜移植发生了排斥现象，立即前往有条件的眼科门诊就诊。

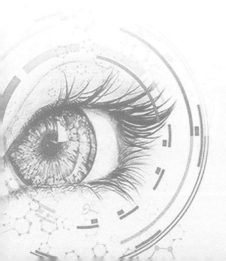

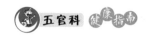

如何预防眼部翼状胬肉术后复发？

翼状胬肉术后复发的原因主要有两方面：

1. 个体原因

年轻患者、少数瘢痕体质患者及眼瘢痕性类天疱疮患者等术后易产生复发。

2. 环境原因

术后长时间暴露于紫外线、风沙刺激等环境中，不利于眼表的健康和术后修复，引起复发。

因此，翼状胬肉术后需防紫外线照射，可佩戴墨镜、帽子或使用防紫外线的伞，在一定程度上可预防复发。

角膜移植术后药物需要终身使用吗？

角膜移植术后通常需要眼部用药，主要目的是减轻炎症反应、控制眼压增高、预防角膜移植排斥反应等。局部的激素类药物通常需要使用1年以上。长期应用低浓度的激素对维持角膜移植片的透明性有好处，但需要定期复诊监测眼压。

角膜移植术后一般无需终身用药。一旦出现免疫排斥反应，应及时就诊和用药，在疾病早期用药使病情得到控制。若未及时就诊延误病情，可能需要用药更长时间甚至重新接受手术更换移植片。

高危角膜（如化学烧伤、热烧伤后、婴幼儿角膜病变、免疫性疾病所致的角膜病变、多次角膜移植手术后、感染性角膜炎等）移植术后，免疫排斥反应发生风险较一般移植手术增加三倍，且终身可能发生免疫排斥反应，术后常规用药的时间会更久，甚至终身用药。

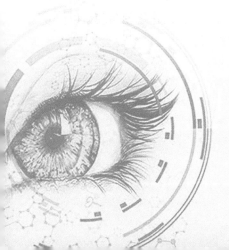

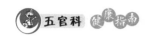

角膜移植或者羊膜移植后视力是否会恢复？

1. 角膜移植

角膜移植是用健康的角膜组织替换患者混浊、变性、感染的角膜，达到治疗角膜疾病、提高患眼视力、恢复解剖结构和改善外观的目的。其视力预后有：

（1）如果患者视力下降完全是角膜病变导致，在更换上透明的角膜移植片后视力会提高。

（2）如果患者除了角膜病变，还存在白内障、眼底病或视神经病变等，手术后即使角膜移植片完全透明，视力提高的程度也有限。

（3）即使在角膜移植术后视力得到明显提升，如果术后不按时用药、不定期复诊，使角膜移植片出现混浊，视力会再次下降。

2. 羊膜移植

羊膜是一种半透明薄膜，具备无免疫原性的特点，其含有大量细胞因子，具有抗炎、抗瘢痕、抗新生血管、促进上皮修复等作用。羊膜移植可提供一个理想的基底膜，使角膜迅速上皮化及创口愈合，为后续治疗提供条件。羊膜移植术本身并不会提高视力，但是待羊膜脱落、溶解后，因为羊膜的作用使角膜得以修复，恢复一定透明度，视力可以得到提高。

斜视术后仍有斜视现象是正常的吗？

斜视是一种知觉和运动综合性疾病，其治疗相对比较复杂。斜视术后再次出现斜视状况也相对常见。

术后斜视包括残余性/连续性斜视、复发性斜视。残余性斜视是指斜视术后存在欠矫，而连续性斜视则是指斜视术后发生了过矫。复发性斜视指的是术后近期内有满意的治疗效果，但术后2～4年或者更长期再次出现斜视的情况。

1. 残余性/连续性斜视，欠矫和过矫

术后短时间内出现暂时性欠矫或过矫，与局部组织出现水肿、充血、疼痛，以及手术伤口的愈合、局部组织的纤维化的程度有关，不用过于担心，一般术后10周以后，眼位才能比较稳定。而外斜视术后轻度过矫、内斜视术后轻度欠矫，可以继续观察6月。对于小度数的欠矫或过矫，可以通过佩戴三棱镜来解决。部分斜视类型，如知觉性外斜，为了预防其过早出现复发，手术目标即为轻度过矫，因此也无需担心。

2. 复发性斜视

复发性斜视主要见于间歇性外斜视和恒定性外斜视患者。复发性外斜视与术前度数、高度近视、外直肌运动非共同性有关。对于斜视复发的患者，在斜视度稳定，做好患者心理准备之后，可以考虑进行第二次手术。

斜视术后出现复发时，需要手术医生门诊定期随访、持续观察，可以通过三棱镜或再次手术来矫正眼位。

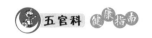

小儿斜视术后什么时候可以进行弱视训练？

1. 斜视与弱视是什么关系？

斜视与弱视联系密切，可同时存在，斜视可导致弱视，比如像先天性白内障或先天性角膜病变的患儿等，很早就发生弱视，弱视眼因废用而致视觉功能下降就会发生斜视，所以它们互为因果关系。

2. 斜视术后为什么要进行弱视训练？

部分斜视性弱视的患者，尤其是内斜患儿，为增加手术成功率，一般先治疗弱视，当双眼矫正视力基本平衡后再进行斜视的手术治疗。斜视手术后眼位正常，改善了外观，但仍需要跟踪随访视功能情况，继续改善和纠正其弱视状态。

3. 斜视术后什么时候开始进行弱视训练？

一般在小儿斜视术后一周左右开始进行弱视训练。

弱视训练有哪些？

弱视训练需要在眼科医生指导下进行。

1. 验光配镜

不可摘摘戴戴，并且要每隔一年进行验光，及时调整眼镜度数。

2. 遮盖治疗

最常见的是遮盖健眼，如果两眼弱视的程度接近，可以采取交替遮盖的方法。

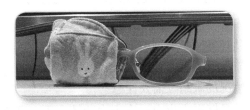

3. 压抑疗法

不配合遮盖的患儿，可在戴镜的前提下健眼滴用阿托品来抑制其视功能，从而达到促进弱视眼使用的目的。

4. 精细目力训练

穿珠子、穿针等精细训练可以强迫弱视眼注视细小目标来提高视力。

5. 双眼视觉训练

分为同时视训练、融合训练和立体视训练三个阶段。这三个阶段可以有针对性地进行视功能训练。

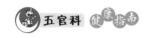

为什么做了斜视手术以后眼睛会变红？

斜视术后眼睛红是正常现象。

1. 什么是斜视手术？

斜视手术是通过调整眼球表面肌肉的位置及长短进来调整眼球的位置，改变眼位，从而改变眼睛的外观。

2. 为什么术后会眼睛红？

在眼白表面有一层组织，称之为结膜，表面布有毛细血管。在手术的时候我们需要切开这层组织，才能看到眼球表面的肌肉从而进行矫正，这一过程中会引起微量的出血。

3. 眼睛红什么时候能消退呢？

一般术后1～2月消退。

4. 哪些情况的眼睛红需要注意？

（1）术后早期再次出血：在很少的情况下，若患者烦躁、不停地转动眼球，有可能会牵拉刚缝合好的肌肉，引起缝合处出血，纱布被血湿透、染红，换了干净的纱布后又如此，这个时候需要进行加压包扎来止血。

（2）术后感染：术后眼睛红会逐渐消退，如果在这个过程中出现了眼红加重，并伴有眼部分泌物的增多，特别是脓性的分泌物时，需要及时眼科就诊。

5. 斜视术后需要注意什么？

斜视术后要注意保持眼部清洁卫生，避免揉眼，按医嘱滴眼药水，防止眼部感染。清淡饮食，避免辛辣刺激性饮食。注意休息，合理用眼，避免长时间近距离用眼，防眼疲劳。避免重体力劳动及剧烈运动。定时进行复查。

眼部有缝线的，回家后需要拆吗？多久拆线？

眼部的缝线通常包括可吸收线和不可吸收线两种，应根据病情决定是否需要拆线。

（1）眼部外伤缝合后，待伤口愈合，通常需要拆线，时间在1周左右。

（2）眼部皮肤手术切口的缝线，通常在1周左右进行拆除。

（3）眼部美容手术的缝线，需要根据病情决定，一般在7～14天拆除，但若是埋线法双眼皮手术等则不用拆线。

（4）眼球表面的缝线情况复杂，没有固定的拆线时间，需要定期检查由医生决定是否要拆除、何时拆除。比如：因眼内手术进行的结膜缝合，缝线通常可被周围组织包裹并自行溶解吸收，但若出现严重的不适感，可根据病情予以拆除；而角膜的缝线更为复杂，需要医生衡量角膜是否长好和疤痕所致角膜散光之间的利弊决定何时拆除，时间长的甚至需要保留半年以上。

（5）眼球深部的缝线，通常是可吸收线，不用拆除，如因特殊原因使用不可吸收线，目的是为了起到长期固定的作用，如人工晶状体悬吊等。

总而言之，手术之后的定期复查非常重要。医生会在缝合后告诉患者下一次复查的时间。请患者务必按时复诊，以免应该拆除的缝线在患者体内发生感染和排斥等不良反应，对患者的病情造成负面影响。

第二篇

"耳听八方" 之耳科篇

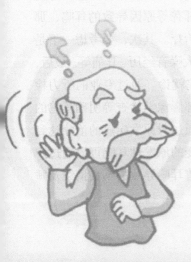

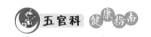

耳鸣了该怎么办？

"吱吱吱"，耳朵里时不时会出现如蝉鸣般恼人烦的声音。有的人耳朵里出现的这种声音过一段时间会自动消失（一过性），有的人却会持续存在。如果出现上述症状，那说明你有可能出现耳鸣啦！

耳鸣是指无外界相应声源或刺激的情况下所产生的异常声音感觉，可伴随听力损失产生，因听觉机能紊乱而引起。根据耳鸣发病时间的长短可以分为急性耳鸣（病程<6月）和慢性耳鸣（病程超过6个月）；根据耳鸣是否持续性被感知可分为间歇性耳鸣和持续性耳鸣；根据耳鸣是否影响生活及睡眠等，分为恼人的耳鸣和非恼人的耳鸣。

耳鸣如此常见，那么得了耳鸣，应该怎么办呢？首先，分清自己属于哪种类型的耳鸣。可以用简单的方法判断一下自己的听力是不是下降了，用手捂住一只耳朵，测试对侧耳听力，然后换另一只耳朵，看是否不一样。如果耳鸣同时伴有听力下降，那要寻找病因，可能是中耳炎或是突然性耳聋等原因导致的耳鸣，那就要及时针对具体的疾病进行相应的治疗。其次，要考虑一下是否有诱因，比如感冒、疲劳、生气、巨大噪音经历、耳痛等。最后，如果持续1天没有缓解，就应该去医院就诊。通过专业的听力检查、专科检查，以及必要的耳部及脑部影像学检查等明确耳鸣的原因。多数情况下，继发性耳鸣可以通过对原发疾病的治疗达到缓解或消失，而对于无明显器质性病变的原发性耳鸣可以通过声治疗、认知行为治疗、药物治疗等改善耳鸣导致的不良情绪及睡眠状态，减轻耳鸣。但如果有耳鸣加重或出现更严重的问题要再次就诊。

生活中我们可以通过远离噪音、改善睡眠及作息习惯、调整工作节奏、不让自己长期处于精神高度紧张的状态，预防高血压和糖尿病或积极治疗原发病来预防耳鸣。

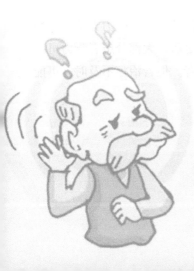

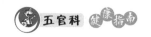

突发性聋真的聋了吗？

突发性聋已日渐成为新型都市病。在出现这一症状后，很多人都会担心自己的听力就此受损，再无康复的可能。到底是不是这样呢？

突发性聋是否会真的变为永久性耳聋，需要根据引发的原因、是否及时接受治疗、听力损害程度来判断。突发性聋一般是指在72小时内突然发生的、原因不明的、至少相邻两个频率下降超过20dB HL（Hearing Level，听力级）的感音神经性听力损失。除了听力下降外，还会伴有耳鸣、耳闷堵感、眩晕、恶心、呕吐等症状。

突发性聋常见于患有动脉硬化、高血压等疾病的中老年人，也常发于病毒感染者、低血压患者、甲状腺功能低下者这部分人群。精神紧张、压力大、情绪波动、生活不规律、睡眠障碍等，甚至感冒、上呼吸道感染，也是造成突发性聋的可能原因。从大部分患者的症状来看，最常见的致病原因，主要分为两个方面，其一是感染，其二就是血管的问题。

本病症部分患者有自愈的可能，但若三天内听力无法自行恢复，建议及时就医。在及时接受治疗之后，大部分患者听力可以完全或部分恢复，从而避免永久性耳聋。但若治疗不及时，可能会遗留终生性耳聋。

突发性聋能不能治愈？

突发性聋是指72小时内突然发生的、病因未知的感音神经性聋。目前最广泛使用的治疗手段包括发病后短时间内给予全身性应用糖皮质激素冲击疗法、糖皮质激素鼓室内注射以及改善内耳循环的药物治疗。

突发性聋的发病诱因有很多，不同的因素也会影响治疗效果，如果突发性聋治疗及时，60%~70%的患者听力可以全部或部分恢复。但若治疗不及时，或者是听力损失极重，都会影响治疗的效果。

突发性聋的治疗方案主要是根据患者的病情和发病时间综合考虑并制订的。发病时间短且治疗比较及时，一般情况下发病一周之内就来院治疗，大多数患者能够恢复或是有明显的听力改善。但发病时间长，如发病时间超过一个月以上的，且耳聋程度较重的，治疗的难度就会非常大。

因此，对于发生突发性聋的患者，发病后应尽快至耳鼻喉科就医，结合听力检测等辅助检查，评估听力下降的程度，进行对症治疗。

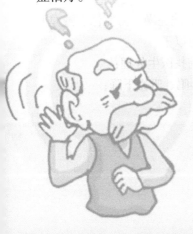

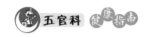

耳屎到底能不能挖？

人们在日常生活中常常会去掏耳朵，特别是当耳朵痒或洗完澡后，就会拿个棉签或是发卡去掏一掏。有的妈妈也会揪着孩子的耳朵一看，"啊呀！耳朵里有好多耳屎，好恶心，会堵住耳朵的！"然后去掏耳屎。那耳屎到底能不能挖呢？不挖会堵住耳朵吗？应该怎样挖呢？

耳屎在医学上叫"耵聍"，是由耳道皮肤腺体自行分泌出来的物质混合了灰尘、皮屑形成的。它分两类，一类为干性耵聍，另一类为油性耵聍，后者俗称"油耳"。"油耳"与遗传有关，不是一种病。我们黄种人干耳较湿耳多，白种人和黑种人则反之。

正常的耳屎有保持耳道湿润、清洁杀菌的作用，同时又是一道天然屏障，保护外耳道不被一些小飞虫"入侵"。平时我们咀嚼食物、说话时会引起外耳道震动，会慢慢地将耳屎排出外耳道，所以平时我们不用特意去清理耳屎。

耳朵是人体敏感的部位，每个人的耳道深浅都不相同，挖耳朵时如果一不小心，棉签就会伤到耳道内的皮肤，甚至伤到鼓膜。如果用发卡这类坚硬且不洁的物品挖耳朵，就更危险了。此外，挖耳器械如果未经消毒或是共用则容易导致交叉感染。所以，我们平时不要养成挖耳朵的不良习惯！洗完澡，游完泳，或是耳朵痒了，用纸巾在耳道口轻轻擦拭就可以了。

当然，出现以下情况还是要去医院找医生处理：

（1）耳屎堵塞耳道，引起耳闷、耳鸣、听力下降；

（2）耳内奇痒无比且伴有胀痛；

（3）耳屎分泌过多或耳道内有异味。

是不是年纪大了听力就一定会下降？

人体机能的衰退是一个自然的规律，年纪大了听力下降也是一种人体机能衰退的表现。60岁以上的老年人双耳会发生渐进性的听力损失，在排除了噪声性耳聋、药物中毒性耳聋、梅尼埃病、耳蜗性耳硬化症、听神经瘤和自身免疫性耳聋等后，医生会考虑为年龄相关性听力损失（老年性聋）。但是大家看到这里也不要沮丧，对于年龄相关性听力损失的早期发现、早期干预以及做好预防是关键。

年龄相关性听力损失的形成是一种多因素的过程，50岁以后除了年龄外，噪声的暴露、心血管疾病、糖尿病和抽烟也是引起听力下降的"元凶"。

在日常的生活中，我们要学会保护听力的方法，从而延缓听力衰退的进程：

（1）做好听力筛查，对于引起听力下降的病因应尽早干预和治疗。

（2）控制血压、血脂和血糖，遵医嘱正确使用心血管、高血压、糖尿病等疾病的药物。

（3）避免使用耳毒性药物，如庆大霉素等。

（4）适时配戴助听器。

（5）避免前往噪声过大的场所，若从事的工作会长期暴露在噪声中，应做好防护措施，如佩戴防噪耳塞等。

（6）生活作息要规律，健康饮食，适当锻炼，增强自身体质。

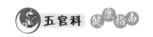

助听器是不是一定要配双耳？

助听器是一种有助于听力障碍者改善听觉的精密电子仪器，可将声音放大，使听力障碍者能够听清周围环境的声响。

在日常生活中，可能您会产生这样的疑惑，双侧听力下降是否只需要验配单侧助听器？答案是否定的。在助听器验配之前我们首先要进行听力检查，并根据双耳听力损失情况决定是配一只耳还是双耳。与配眼镜一样，如果双耳都有中度及以上的听力损失，我们建议配戴双侧助听器。如果一只耳朵听力受损而另一只耳朵听力完全正常，我们建议听力差耳配戴助听器，原因如下：

（1）双耳对于声音具有整合作用，双耳聆听，听力可获得增益，使声音听得更清楚，也更轻松。

（2）可以避免出现听力剥夺的现象，保护残余听力，如果有听力损失却长期不配戴助听器，大脑会逐渐忘记声音，而且不戴助听器的那侧听力下降的现象会更加明显。

（3）双耳具有定向作用，双耳聆听，可以更好地辨别声音的方向，听声音感觉更有立体感，以帮助我们在日常生活中更好地进行空间定向、寻找目标、逃避灾害和危险等。

（4）减少"头影效应"。头影效应是指双耳因为声源位置的不同而听到的声音强度不同，当声音从左侧发出时，则左耳听到的声音要明显比右耳大。这是由于头颅的屏障作用而产生的现象，如果一个患者双耳的听力损失不对称，当声音来自听力较差一侧耳的方向时，就会将听力较好的一侧耳朝向声源。这种现象会在单耳配戴助听器时发生，因此，为了减少发生此现象，建议双耳同时配戴。

戴耳机听音乐到底会不会损伤听力？

今天，当手机发挥出越来越大作用的时候，耳机的使用次数也越来越多，佩戴耳机已经成为了日常生活的习惯。然而，戴耳机时间长了，很多人会出现头痛、记忆力减退、失眠、甚至耳鸣等情况。我们经常听到耳机用久了会聋的传言，但事实真的是这样吗？

耳机的声音是如何传播的呢？在戴耳机时，耳塞机的振动片振动使耳道内空气振动，空气的振动传播引起鼓膜的振动。耳塞机振动片与鼓膜之间距离较近，声波传播的范围小而集中。

不能否认的是，戴耳机是使听力受到影响的一个重要因素。但是否会造成耳聋，还与用耳习惯有关。大家都知道量变到一定程度才会引起质变，为了避免耳机致聋，需要科学、适度地使用耳机。

戴耳机的时间尽量控制在30～40分钟，每过一段时间就要让耳朵得到充分休息。耳机不宜塞入过紧。耳机的音量应调节到与正常人说话的声音接近，不宜太响，不可超过手机最大音量的60%或60dB。

在耳机的选择上，由于入耳式耳机的声音接触面积小，这也就会对内耳造成较大的压强。而头戴式耳机，接触面积大使压强减小，对耳蜗的刺激也会小于入耳式耳机。对于长期使用耳机的人群，头戴式耳机是比较好的选择。此外骨导式耳机因为可以避免声波振动直接刺激鼓膜，且无堵耳感也是不错的选择。

对于使用耳机的环境我们也应该有所选择。在嘈杂和安静之间，选择较为安静的环境，也能够减少对耳朵的损伤。

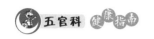

"耳石症"是怎么回事？耳朵也有"石头"？

"耳石症"是不是耳朵里面长了"结石"？是不是耵聍（耳屎）没有及时清理，变成"石头"了？要不要做手术切除？为什么"耳石症"会让人感觉天旋地转？

相信很多人有这样的疑问，其实不然，"耳石症"的医学术语为良性位置性眩晕，是指头部运动到某一特定位置时诱发的短暂眩晕，是一种自限性外周前庭疾病。

耳朵从外到内，分为外耳、中耳和内耳。内耳中的前庭和半规管两个器官，掌管着我们人体的平衡，还可以协调头和眼睛的配合运动，感知我们头部的位置变化。"耳石"是一种碳酸钙结晶，正常情况下它会待在前庭的椭圆囊和球囊中，但是当"耳石"受到了某些刺激，如头部外伤、病毒性神经炎、内耳血液循环障碍或是耳部其他疾病等，使它脱落进入了半规管内，从而刺激了前庭神经，使大脑接收到了不平衡的信息，就会产生眩晕（天旋地转）。值得一提的是，如今"低头族"发生"耳石症"的情况屡见不鲜，主要的原因是长时间低头会影响颈椎及内耳的供血，从而诱发了"耳石症"。除此之外，长时间头部处于同一个位置也会诱发"耳石症"，如脊柱术后制动，或者是需要长时间对着电脑工作的人群，像会计、裁缝等。因此，我们应该尽量避免头部长时间在同一个位置。

"耳石症"主要的治疗手段是耳石复位，其中包括手法复位和机器复位，通过头部和身体位置的变动，利用半规管的生理解剖特点，使脱落在半规管的"耳石"重新回到前庭的椭圆囊和球囊中。对于手法复位效果不理想，病程较长且严重影响了日常生活的顽固性"耳石症"患者，可在临床医生的建议下采取前庭康复训练或手术治疗。

如何正确地给耳朵滴药水？

大家在日常生活中遇到耳朵内发炎，需要给耳朵滴药水怎么办？怎样做才是正确的？给耳朵滴药水时要注意些什么呢？让我来告诉大家。

第一步：流动水下洗双手并擦干。这一步很重要，能防止细菌感染哦！

第二步：打开滴耳液瓶盖，向上或横放于桌面上，防止细菌进入。

第三步：（以滴左耳为例）向右侧卧或坐位，头侧向右，让左耳向上，用手向后上方拉耳廓，使耳道拉直。

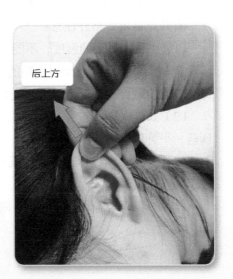

后上方

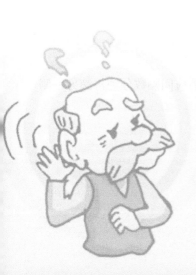

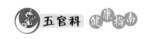

第四步：将滴耳液沿耳道后壁滴入，每次滴3～5滴。

第五步：用手指按压耳屏数次，用纸巾擦去外溢的药液。

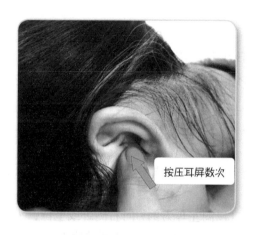

按压耳屏数次

第六步：保持滴药耳向上5～10分钟后，这样就完成啦。

有几点事项要格外注意：

（1）注意滴耳液的温度，不能太热或太凉，以接近体温为宜，不然会刺激耳朵内的一个叫迷路的部位，引起眩晕、恶心、呕吐等。如为冷藏保存的药液，要事先在室温下放置5分钟后再滴。

（2）如果在滴药过程中出现眩晕、恶心等不适，要立即停止滴药，平卧休息。

（3）滴药时应将耳道拉直，成人向后上方牵拉，小儿向后下方牵拉。

（4）如双耳均需滴药，滴完一侧后应间隔数分钟再滴另一侧。

有时突然发生头晕，与耳朵是否有关系呢？

很多人在日常生活中会突然发生头晕，首先想到的可能是血压高了或低了，亦或是颈椎出现了问题，就医过程兜兜转转，从骨科看到神经内科、神经外科、眼科等，最后医生建议前往耳鼻喉科检查一下是否是耳朵出现了问题。头晕与耳朵也有关系吗？这也是很多人的疑问。

人体有三大平衡系统，前庭系统、视觉系统和本体感觉系统，三大系统互相"配合"，维持了人体的平衡。其中前庭系统位于内耳，是内耳中主管头部平衡运动的一组装置，主要由椭圆囊、球囊和三个半规管组成。

头晕的传统分类包括了耳源性与非耳源性头晕两大类。因此，若发生头晕，在排除了非耳源性因素后，医生会建议去看耳鼻喉科。

引起头晕的耳部疾病可能有梅尼埃病、前庭神经元炎、耳硬化症、前庭型偏头痛、迷路炎、中耳炎、良性位置性眩晕、晕动病、听神经瘤等。因此，若发生头晕，应警惕是否发生了与耳源性头晕相关的耳部疾病。

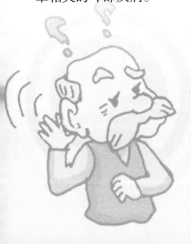

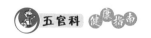

为何小孩子感冒发烧总觉得耳朵痛？

家长们最怕什么？当然是最怕孩子生病，特别是婴幼儿的家长们。孩子小，最让人心疼。感冒发烧算是很常见的症状，可为什么有的孩子感冒发烧了会叫耳朵疼？这和一个叫"咽鼓管"的生理构造有关。

在人体内，有个连接耳部与鼻咽部的通道叫咽鼓管，这根"导管"有着调节耳部压力的功能。成人的咽鼓管长而弯曲，而小儿的咽鼓管又短又直，管腔比较宽，开口宽敞。当小儿感冒，特别是咽部感染时，很容易使致病菌沿咽鼓管侵入耳部，引发中耳炎。而感冒会有鼻塞、鼻涕多等症状，如擤鼻用力过猛，鼻涕可被挤入咽鼓管内，再进入耳部，从而引起中耳炎。

一般来说，儿童中耳炎的症状主要有听力减退、耳部疼痛甚至剧痛，孩子会出现烦躁、哭闹、发热及其他全身症状如腹泻、呕吐等。但是孩子对耳部症状常常描述不清楚，因而很容易被忽视。因此，当孩子感冒后有反复揉搓耳朵、哭闹、烦躁等表现时，家长一定要引起警惕，以防发生了中耳炎。

第三篇

"香气扑鼻"之鼻科篇

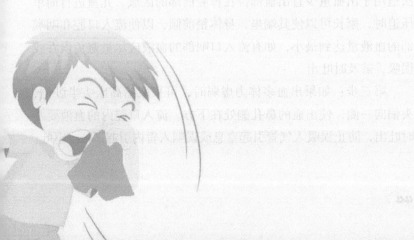

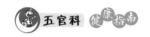

鼻出血了怎么办？

鼻出血后大家肯定听说过以下的方法：

（1）要立马仰头止血。

（2）塞纸巾。

（3）平躺止血。

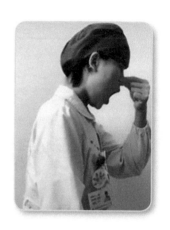

但是以上这些方式都是不正确的，都无法起到有效的压迫止血作用。而且原本往外流的鼻血反而会因为体位的改变流向咽喉，造成误咽、误呛的可能。

鼻出血后正确的做法是什么呢？

第一步：尽量保持镇定，不要紧张恐惧，以免交感神经兴奋，血压升高而加重鼻出血。

第二步：可用手指捏紧两侧鼻翼，或将出血一侧鼻翼压向鼻中隔约10～15分钟，可同时用冰袋或冷毛巾敷于额部或后颈，此法适用于出血量少且出血部位在鼻腔前部的区域。儿童进行简单压迫时，家长可以使其端坐，身体稍前倾，以使流入口腔和咽喉部的血液量达到最小，如有流入口咽部的血液应尽量避免误吞或误吸，需及时吐出。

第三步：如果出血多体力虚弱时，可采取抬高床头半卧位，头偏向一侧，使出血的鼻孔侧处在下方。流入口腔内的血液要及时吐出，防止误吸入气管引起窒息或误咽入胃内引起恶心、呕吐。

过敏性鼻炎怎么办？

过敏性鼻炎又称变应性鼻炎，是一种鼻黏膜慢性反应性炎症。免疫是人体的一种正常生理功能，人体可以通过这个功能来识别"自己"和"非己"成分，从而破坏和排斥进入人体的过敏物质，并抵抗"它"不希望进入人体的生物以维持自身的健康，但是如果个体内的免疫系统过于亢进，产生了一些过激的反应则会引起过敏。而过敏性鼻炎就是自身的免疫系统过于亢进，从而引起的炎症反应。患者主要表现为鼻痒、阵发性连续喷嚏、大量水样鼻涕和鼻塞等症状。目前本病并不能完全治愈，但通过规范治疗可以控制症状。那如何治疗呢？

（1）到医院进行过敏原检测。

（2）对已经明确的过敏原，要尽量避免与之接触。

（3）药物治疗，包括：抗组胺药、糖皮质激素、减充血剂、抗胆碱药、肥大细胞稳定剂、抗免疫球蛋白E抗体、白三烯受体拮抗剂等。

（4）当出现严重鼻塞影响呼吸、诱发支气管哮喘或出现过敏性休克等严重过敏时应立即就近就医，采取紧急治疗。

（5）脱敏治疗目前仅适用于螨虫过敏患者。即使用螨虫滴剂从小浓度开始通过舌下含服或皮下注射的方法，使机体产生一定量的免疫球蛋白G4抗体，当机体适应后，进一步增加浓度进行刺激，产生更多的免疫球蛋白G4抗体与免疫球蛋白E介导途径竞争，从而比较彻底地治疗过敏性鼻炎。疗程一般为2～3年。

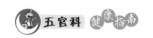

过敏性鼻炎要做哪些过敏原测试？

在春季以及秋季的时候，你是否会反复出现鼻塞或者打喷嚏的现象？那有可能是患上了过敏性鼻炎。虽然过敏性鼻炎对健康的影响不是很大，但会给患者的日常生活带来很多的影响，甚至还会引起鼻塞、嗅觉障碍。目前在治疗过敏性鼻炎上，除了使用药物来控制疾病之外，还要找到过敏原。过敏原测试可分为体内试验和体外试验两种。体内试验最常用的就是过敏原皮肤实验。体外试验就是取患者的血液或其它体液进行离体检测，过敏原并不直接应用于人体。

过敏原皮肤实验则是测试过敏原和诊断过敏性疾病的重要方法。通过观察过敏原与皮肤接触后的皮肤反应来诊断。具体做法：以各种常见变应原提取液刺激皮肤，如果患者对某种变应原过敏，测试部位会出现风团和红晕，即视为阳性。医院里通常会进行以下过敏原进行皮肤点刺测试：屋尘螨、粉尘螨、梧桐、豚草、桦树、柳树、油菜花、多阶蚊虫、链格孢、黑曲霉、牛奶、鸡蛋、芒果、海虾、河蟹、狗毛、猫毛、蟑螂。待有测试结果后就能有针对性地回避过敏原以及进行对症治疗了。

还有血清总IgE和特异性IgE检测，通过抽血在体外检测血清中总IgE抗体水平和特异性的IgE抗体水平。筛查的对象包括牛奶、鸡蛋、鱼、屋尘螨、鸡肉、鸭毛、狗毛、梨、桃等。

如何正确滴鼻？

鼻部滴药是鼻科疾病最常用、最简单的治疗方法。而你是否有过滴药后，药水流入咽部刺激咽喉产生恶心等咽部不适的情况？滴鼻时药液究竟需要滴多少呢？为何滴鼻后药液又从鼻腔里往外流出来了呢？带着这些疑问，让我们一起来看下正确的滴鼻是如何操作的吧。

第一步：患者取仰卧位，将头悬于床缘或将枕头垫于肩下，使头尽可能向后仰。

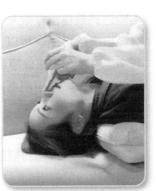

第二步：将3～4滴药液滴于患侧鼻腔。

第三步：轻轻按压鼻翼，使滴入的药液均匀分布于鼻粘膜，促进吸收。

第四步：滴药后保持卧位2～3分钟，然后坐起，可避免药液流入咽部。

注意事项：

（1）滴药时滴管要置于鼻孔上方，但勿触及鼻孔，以免污染药液。

（2）需要滴两种或两种以上的药液时，要在两种药水之间间隔5～10分钟。

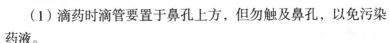

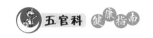

如何正确喷鼻？

喷鼻治疗可以使药物直达鼻腔，用药少，疗效佳，但是为什么有些患者觉得使用喷鼻剂后鼻子还是不舒服呢？其实那是因为没有掌握正确的喷鼻方法，错误喷鼻不仅不能达到最佳治疗效果，甚至还会有鼻出血的可能。所以，让我们一起来了解下如何正确喷鼻吧。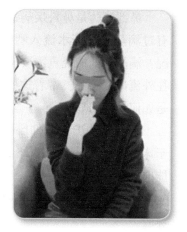

第一步：使用肥皂或洗手液清洗双手。

第二步：喷药前擤出鼻腔内分泌物。

第三步：轻摇药瓶混匀药液，首次使用的药物需要按压几下直到药物均匀喷出。

第四步：喷鼻时患者稍微向前低头。

第五步：喷右鼻时，用左手拿喷鼻剂，将喷头放入右鼻腔，喷头朝向鼻外侧方向，抽出喷鼻剂前始终按压喷瓶。使用同样的方法喷左鼻腔。

第六步：喷鼻时配合深吸气。

第七步：按压用量及频次遵医嘱要求。

第八步：喷鼻后使用消毒湿纸巾擦拭喷头，并立即盖回瓶盖。

如何正确洗鼻子？

你听说过洗鼻子吗？是的，鼻子和我们的脸一样，都是可以"洗"的。洗鼻子其实是一种常见的物理手段，对很多鼻部疾病都可起到缓解症状、杀菌、消炎和促进恢复的作用。洗鼻时用的是生理盐水，或者在医生的指导下选择洗鼻药剂。生理盐水可以起到杀菌、消炎的作用，药剂可以舒缓血管、促进水肿消失和恢复鼻腔黏膜纤毛运动功能。若患者由于鼻部炎症、过敏、鼻腔异物等因素引起呼吸困难，通过洗鼻则可缓解症状。

那鼻子里进水不会呛到吗？长期洗鼻是否有危害？其实，掌握正确的方法，使用合适的洗鼻器和洗鼻液，洗合适的次数是没有危害的。此外，鼻窦炎和鼻息肉术后患者，也是需要洗鼻的。现在就让我们一起来了解下正确的洗鼻方法吧。

第一步：将鼻腔冲洗液倒入专用的冲洗瓶中，一次量约250mL（或根据说明书）。

第二步：患者取坐位、低头，头稍微偏向患侧，头下方50cm处放一盛器，盛接冲洗时流出的液体。

第三：患者一手持鼻腔冲洗瓶，并将冲洗口插入鼻腔对准鼻腔外侧壁的方向，张嘴屏气的同时将冲洗液挤入鼻腔。

第四：让冲洗液从口中或另一侧鼻腔自然流出。

注意事项：

1.冲洗时压力不宜过大，以免引起鼻腔出血。

2.每次冲洗量适宜，每天1～2次，天气寒冷时冲洗液可适当加温。

3.冲洗时如发现有鲜红色血液流出，应立即停止冲洗。

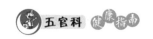

如何正确擤鼻涕？

你会正确擤鼻涕吗？擤鼻涕时是否感觉"力不从心"感觉并没有效果？擤鼻涕后是否会头晕眼花？或者小朋友感冒时不知道如何给予指导和帮助？其实，擤鼻涕不是一件简单的事，不正确的擤鼻涕方法，不但会使鼻子堵塞影响舒适感，还可能引发并发症。因此，让我们来了解下正确的擤鼻涕方法吧。

第一步：采用上身稍向前倾的姿势。

第二：用食指按压住一侧鼻孔，轻轻擤出对侧鼻内分泌物。

第三步：擤完一侧，再擤另一侧。

第四步：或者将鼻腔分泌物回吸入口中再吐出。（儿童不推荐）

注意事项：

（1）不要两个鼻子一起擤。

（2）勿太过用力擤鼻涕。

（3）不建议频繁擤鼻涕，会加重鼻腔粘膜肿胀。如果持续鼻腔不通畅，需要及时就医。

鼻腔填塞后流泪怎么办？是否正常？

随着大众对生活质量的要求越来越高，鼻内镜手术已渐渐成为一种常见的手术方式。手术中医生会在鼻腔内填塞一些可以吸收或不可吸收的材料，以达到防止术后鼻腔出血的目的。

根据填塞物的不同，可吸收的材料会在手术后的1~2周慢慢溶解排出，而不可吸收的材料则会根据手术方式的不同在24~48小时后由医生抽除。

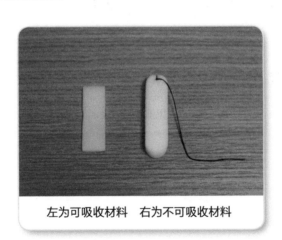

左为可吸收材料　右为不可吸收材料

但鼻腔填塞的患者们经常感到眼泪止不住地往下流，这其实是因为填塞物压迫到了我们的泪道。正常情况下眼泪是通过泪小管进入到鼻腔，但由于手术填塞物的压迫，正常分泌的泪液不能顺利的进入到鼻腔中，导致反向溢出。

这种情况是比较多见并且也是正常的，需要注意的是，应尽量避免不断地使用纸巾接触结膜进行泪液的擦拭。由于异物的刺

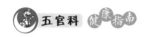

激，容易造成结膜的水肿及充血。随着鼻腔填塞物的溶解与抽除，流泪的情况会逐渐得到缓解。

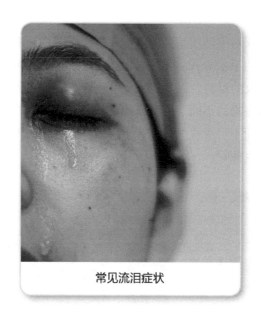

常见流泪症状

鼻腔填塞后有低热是否正常？该如何处理？

目前鼻部手术往往采用全麻的手术方式，而全麻术后发热则是最常见的术后反应，一般不超过38.5℃，中、小手术后的发热一般在48小时内消失，大手术后的发热一般在72小时内消失。发热主要是由于局部炎症、血液坏死组织被吸收，所以也被称为"外科吸收热"。通常无需特殊处理，进行降温和补液即可。

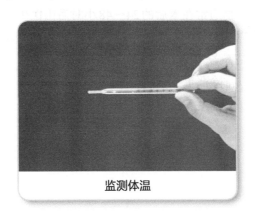

监测体温

鼻腔填塞术后由于需要张口呼吸，患者常常咽喉干燥、呼吸不畅、头部胀痛。术后呼吸习惯的改变的确影响到了患者短时间内的生活质量。但鼻腔填塞作为鼻部手术常用的术后止血方式，能很好地起到帮助术腔粘膜修复的作用。在鼻腔填塞期间多饮水、局部冷敷，能够帮助患者更好地度过这一特殊时期。

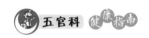

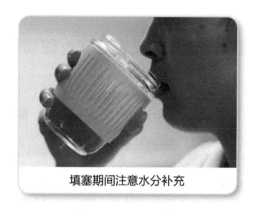

填塞期间注意水分补充

　　鼻腔填塞物通常在术后的24～48小时后由医生取出，不适症状会慢慢得以缓解，若无感染情况，发热症状也会逐渐消退。但值得一提的是，若术后出现体温超过38.5℃、高热不退的情况应及时就医，以排除严重感染的可能。

如果同时需要滴鼻、洗鼻、喷鼻，如何排列先后顺序？

常有患者门诊就医或手术后拿到了医生配的各种滴鼻液、洗鼻剂和喷鼻剂，瞬间一时犯了难。都是鼻腔用药，孰先孰后呢？现在就让我们逐项解读这些鼻腔用药的目的及作用。

滴鼻液多用于急性鼻炎、慢性鼻炎、副鼻窦炎，能很好地起到缓解充血、水肿、鼻塞等症状的作用。滴鼻液的主要作用是收敛鼻腔黏膜、扩大空间，一般十分钟即可起效。在三类药物同时使用的情况下，滴鼻液应"一马当先"。但需要注意的是，这类药物对于萎缩性鼻炎的患者是禁用的。

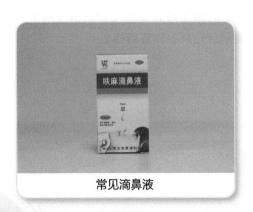

常见滴鼻液

洗鼻剂已渐渐成为大众日常鼻部保健和鼻内镜手术后防止术腔黏连、感染等并发症的一种有效措施。滴鼻后鼻腔空间宽阔，这时进行鼻腔冲洗，作用范围也就更大，从而能够起到良好的清理鼻腔和促进黏膜功能恢复的效果。

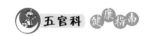

　　喷鼻剂主要用于治疗过敏性鼻炎，有很强的抗炎、消肿作用，可以有效控制过敏性鼻炎所引起的鼻痒、打喷嚏、鼻塞等症状。在洗鼻之后喷鼻，效果更好，作用时间也更长。

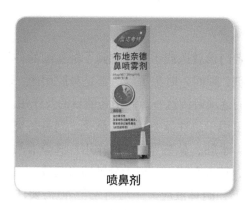

喷鼻剂

　　现在相信大家对这三类药物的使用顺序和作用已经有所了解。重申一次，间断用药起不到充分的治疗效果，只有按医嘱坚持用药，才能早日让鼻腔恢复健康。

呋麻滴鼻液为何不能连续使用超过一周？

呋麻滴鼻液作为耳鼻喉科一种非处方常用药，能够很好地缓解急、慢性鼻炎的鼻塞症状。

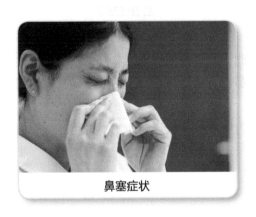

鼻塞症状

一支10mL的呋麻滴鼻液中含呋喃西林2mg、盐酸麻黄碱100mg，其余均为辅料。

其中盐酸麻黄碱长期使用可引起震颤、焦虑、失眠、头痛、心悸、发热感、出汗等不良反应。因此含有麻黄碱成分的药物均建议连续使用不超过一周。

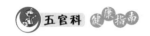

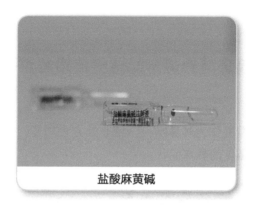

盐酸麻黄碱

不仅如此，频繁使用呋麻滴鼻液可产生"反跳"现象，甚至导致药物性鼻炎，出现更为严重的鼻塞，长期使用可造成鼻黏膜损伤。

以上均为呋麻滴鼻液连续使用不得超过一周的原因，所以使用该类药物一定要用用停停噢！

为什么会打喷嚏？

咳嗽打喷嚏每个人都遇到过，但为什么会打喷嚏却不清楚。常见的原因可分为以下四种情况：

1. 感冒

此时鼻腔内聚集了大量的病毒、病菌，频繁的喷嚏可将其顺利排出，以此起到清洁鼻腔的作用。正常情况下，随着感冒症状的缓解，频繁打喷嚏的情况也会跟着逐渐消失。

2. 过敏性鼻炎

患有过敏性鼻炎的患者一旦接触到过敏原，身体就会将致敏物用打喷嚏的方式从鼻腔内排出，以此帮助鼻腔环境处于稳定状态。远离过敏原或使用抗过敏药物可适当缓解打喷嚏的情况。

3. 血管收缩性鼻炎

患者鼻部血管由于疾病的关系变得对环境的湿度和温度改变显得过于敏感，甚至有些患者对辣味食物也会产生敏感的情况。这类患者根据自身状态的不同可尽量处于温湿度相差不大的环境或少吃辣味食物，并积极治疗鼻炎。

4. 非过敏性鼻炎

有些鼻炎患者在进行过敏原检测后诊断并无明确过敏原，但仍然有不断打喷嚏的情况发生。那么该类患者还是鼓励先以慢性鼻炎治疗为主。

现在我们知道了打喷嚏的各种原因，也明白了打喷嚏其实并不是一件坏事，是身体的一种防御机制。但是在鼻腔手术后用力咳嗽打喷嚏很容易造成伤口的破裂出血，所以我们可以运用

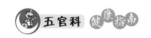

舌尖顶上颚、手指掐人中、张口深呼吸等方法来缓解咳嗽打喷嚏的症状。

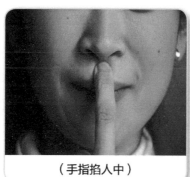

（手指掐人中）

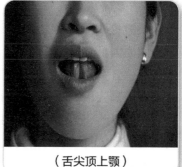

（舌尖顶上颚）

如何预防小儿鼻腔异物？

孩子由于缺乏生活经验，有时会误将异物塞进鼻腔内。作为家长应提高日常安全意识，掌握基本鼻腔异物的知识，尽量避免该类事件的发生。

鼻腔异物是指鼻腔中存在外来的物质。可分为三大类：

（1）非生物异物，如纽扣、石块、玩具、玻璃弹珠等。

（2）植物类异物，如瓜子、花生、豆类、果核等。

（3）动物类异物，如昆虫、水蛭、毛滴虫等。

在日常家庭教育中，我们需要经常利用生活中的物品向孩子讲解异物塞入鼻腔内的危害，并且示范正确的食物食用方式以及玩具使用方式，提醒孩子绝不可将异物塞入鼻腔中。对于年龄较小的孩子，家长需要起到监督作用，杜绝此类事件的发生。

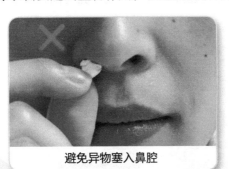

避免异物塞入鼻腔

家住农村的孩子不使用稻田水洗脸，以免水蛭、昆虫等爬入鼻腔。

家长若在陪伴过程中发现孩子鼻腔出现异常情况，特别是一侧鼻腔出现持续鼻塞、脓臭涕时，应及时就医。切勿拖延，耽误病情。

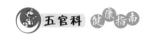

如有异物进入鼻腔，如何处理？

家长和孩子在一起有时难免疏忽，不经意间孩子就可能将异物塞入鼻腔中。此时家长正确的处理方式显得尤为重要：

1. 平稳情绪

当家长们发现孩子鼻腔内嵌顿了异物时勿过于慌张。紧张的情绪可能会引起孩子的哭闹，致使异物周围的鼻腔粘膜组织充血水肿，从而加大了取出异物的难度。不仅如此，剧烈的哭闹更容易将异物吸入气管，引起气道异物危及生命。

2. 及时就医

当家长发现有异物塞入在鼻腔时，应立即带着孩子就医取出鼻腔异物，而非自行使用手指或其他器械试图取出，不恰当的操作手法只会将异物越推越深并造成鼻腔周围粘膜组织的不必要的损伤。

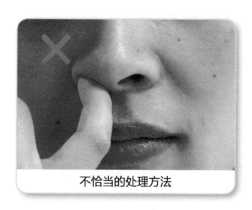

不恰当的处理方法

3. 提高警惕

若孩子突然表现出鼻塞、反复触摸一侧鼻部时，在排除上呼吸道感染的情况下应及时就医。值得一提的是，有些异物短期留存在鼻腔里症状并不明显，但时间一长就容易引起粘膜充血肿胀、局部溃烂、分泌脓性带臭味分泌物。除此之外，一些小体积的物体随着时间的迁移会变成鼻石，引起头痛、鼻塞、流脓涕等鼻–鼻窦炎症状。

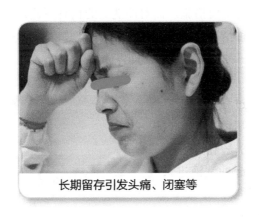

长期留存引发头痛、闭塞等

4. 加强教育

在处理过后，家长们应充分重视鼻腔异物的严重性。将鼻腔异物的预防与日常家庭教育相结合，在潜移默化中提高孩子的安全意识。

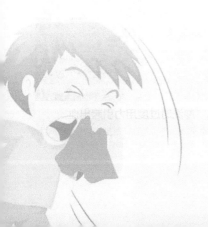

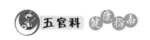

鼻腔冲洗过程中，出现何种情况需立即停止冲洗？

目前，鼻腔冲洗已渐渐成为大众日常鼻部保健与患者术后防止术腔粘连的重要措施。面对冲洗时的稍有不适，很多患者表示不知道在何种情况下应停止冲洗。那么，如果在鼻腔冲洗过程中若出现以下三种情况，务必立即停止。

1. 呛咳

在冲洗过程中需张口屏气，勿做吞咽动作，不可说话。冲洗时水量适宜，过大、过急均可引起冲洗液进入气管内引起呛咳，导致窒息。若是出现呛咳应立即停止冲洗，正确缓慢呼吸，待症状消除后再次冲洗。

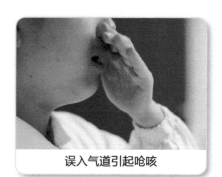
误入气道引起呛咳

2. 鼻腔出血

鼻部手术后患者应视鼻腔恢复情况明确开始冲洗的时间，水温应接近正常体温，流量应由小到大，避免压力过大引起鼻腔出血。冲洗完毕后勿用力擤鼻涕。若出现鼻腔出血应将头向前倾，解开衣领扣，全身放松。吐出流入口中的血液，以免引起

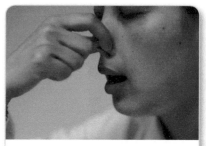
冲洗时过度用力引起出血

胃部不适，同时用手捏住两侧鼻翼，向中间尽量捏紧，用口呼吸。有条件的情况下可用冰块或冷的湿毛巾 敷在额头或鼻梁上方。

3. 中耳炎

鼻腔冲洗时应保持头前倾稍偏向流出侧，让鼻腔内残余冲洗液排出，然后两侧分别轻轻擤鼻，以助排净。若出现耳痛应立即停止鼻腔冲洗并根据情况就医治疗。

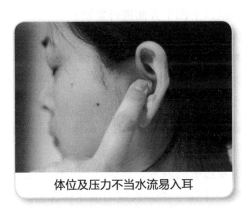

体位及压力不当水流易入耳

近年来，大众越来越重视鼻腔冲洗在日常生活中的应用，但只有了解了上述操作过程中的注意事项，才能使冲洗更安全。

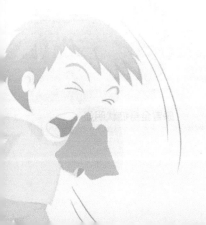

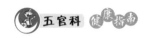

感冒与过敏性鼻炎如何区分？

过敏性鼻炎的患者常常会搞不清自己到底是过敏还是感冒。用药不当不仅难以快速恢复身体健康和缓解鼻部症状，还可能引发鼻窦炎、中耳炎等并发症。其实过敏性鼻炎与感冒有着明显区别，我们可以从以下四个方面进行鉴别：

1. 诱发因素

过敏性鼻炎是对于某种物质或环境产生过敏，而感冒则是由于受凉、疲劳等原因导致抵抗力下降，从而让病毒入侵到身体内。

2. 发病季节

过敏性鼻炎多见于季节交替时，而与感冒的季节相关性不强。

3. 症状

一遇到引发过敏的因素，过敏性鼻炎可谓是来势汹汹。通常止不住的喷嚏一个接一个，大量的清水鼻涕会"倾泻而下"，除此之外，还会伴有强烈鼻痒的症状，但往往局限于鼻部，一般不累及全身。而感冒就有所不同了，初期有清水样鼻涕，但量往往

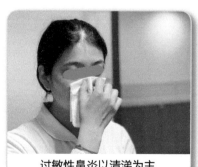

过敏性鼻炎以清涕为主

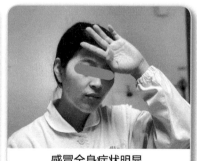

感冒全身症状明显

不会太大，并且由于病毒感染，患者全身症状更明显，常伴有头痛、畏寒、乏力等情况。

4. 治疗

过敏性鼻炎在使用抗过敏药物后可即刻得到缓解，而感冒的病程一般为一周左右，适量用药虽能减轻全身的感冒症状，但效果并非立竿见影。

过敏性鼻炎和感冒作为常见病在我们的生活中时有发生，只有知道了这两种疾病的区别，才能够更好地对症处理与治疗。

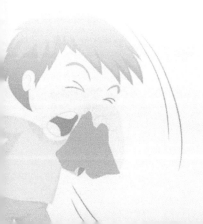

第四篇

"喉清韵雅"之喉科篇

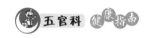
声音嘶哑是怎么了？

每个人的嗓音生而不同，被称作是我们的"第二张名片"。您是否有过声音嘶哑的经历呢？声音嘶哑是否代表我们的身体出了问题？我们又应该如何预防和应对呢？

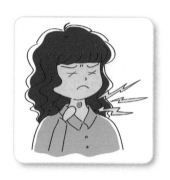

首先，让我们来认识下声音嘶哑的原因。最常见的原因是喉部的急性或慢性炎症，一般持续1~2周后会逐渐恢复。如果超过2周仍未恢复，那么可能提示声带上长有肿物，我们称之为"声带息肉"，随着肿物的长大，声音会越来越嘶哑，一般需要进行手术切除。如果说话时上气不接下气，声音传送不远，可能提示支配声带的神经受损，此时的声音嘶哑可能是某些恶性肿瘤，比如甲状腺癌、食道癌的早期表现，需要到医院进一步检查确诊。某些生活习惯和不良嗜好，比如长期吸烟喝酒、生活和工作环境中空气污染严重，可能引起喉癌，此类声音嘶哑会逐渐加重，并出现咽喉痛、痰中带血，甚至呼吸困难或吞咽困难。遇到这种情况，则需要引起重视，尽快到医院进行喉镜检查，明确诊断。

平时生活中，我们也要注意合理用嗓，保护好我们的嗓音，比如，戒除吸烟、酗酒等不良嗜好；养成良好的饮食习惯，避免长期进食辛辣、刺激性强的食物；避免长期高声说话，过度用嗓；最重要的是，要重视咽喉部的不适，当声音嘶哑超过2周仍不恢复时，应尽快到医院就诊。

声带息肉是什么?

声带息肉是比较常见的一种耳鼻喉科疾病,主要指在声带的边缘或者是声带表面有息肉样的新生物生长。临床症状主要表现为声音嘶哑,尤其是出现持续2周以上仍未缓解的声音时尤其要警惕是否存在声带息肉。声带息肉一般是由于发声不当或用嗓过

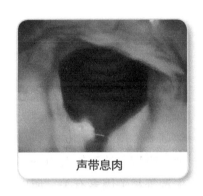

声带息肉

度,即发声时的音高、音强和发音的时间超过本人能力范围所致,也可以继发于上呼吸道感染、急性喉炎,或由一次强烈的发声引起。某些用声或过度用声的职业,比如教师、销售人员等,也是声带息肉的好发人群。

怀疑声带上长了息肉,要怎么处理呢?首先,可以考虑做一下喉镜检查,通过喉镜检查可以初步判断声带息肉的大小、位置和严重程度。在治疗方面,如果息肉比较小,临床症状不是特别明显的,首先考虑保守治疗。如果息肉比较大,声音嘶哑症状比较明显,通过规范的药物治疗效果不理想的,这种情况就有可能需要考虑手术治疗。

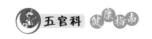

声带息肉的日常保健有哪些？

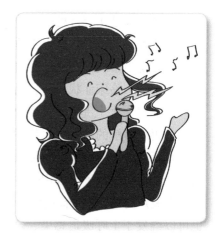

　　要做好日常保健，首先让我们来了解一下声带息肉的常见病因吧。导致声带息肉的原因多与长期的慢性炎症刺激、用嗓不当、发音过度、吸烟、饮酒以及内分泌失调等相关因素有关。所以在日常生活中，首先我们应该避免发生上述的问题，如长期吸烟、饮酒的人应该戒烟酒。另外，对于发音过度或用嗓不当的职业，应该减少用嗓，保护用嗓。同时，日常生活中还应该避免进食辛辣、刺激性食物和冷饮，以免造成咽喉部黏膜的充血增生，刺激声带息肉的形成。最后，声带息肉治疗后仍需要注意正确用嗓，避免再次复发。

　　我们把预防声带息肉和合理用嗓的日常保健知识总结为以下几点：

　　（1）在变声期、月经期、妊娠期时，声带组织娇嫩，易损伤，且创伤后不易恢复，这些期间要注意让声带休息。

　　（2）改变不良生活习惯，如禁烟、酒，减少辛辣、过冷、过热饮食，避免浓茶、咖啡。

　　（3）要改掉清嗓的习惯，这个动作使声带瞬间严重拉紧，容易造成声带损伤。

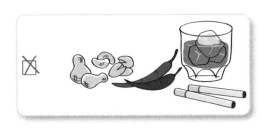

（4）感冒时要注意声音休息，尤其是感冒出现声嘶后，或者已经诊断为喉炎时应尽早治疗。

（5）不要大声喊叫，不要做超过本人发音能力范围的用声。

（6）职业用声者在练声时要注意休息。

（7）加强劳动防护，对生产过程中的有害气体、粉尘等需妥善防护。

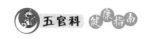

声带息肉术后多久可以说话？

很多做过声带息肉手术的患者在术后都会因为担心伤口而不敢用嗓，有些人会压低声音说话或者耳语，有些则干脆一句话都不讲了。其实，这两种情况都是不正确的，那么正确的做法又是什么呢？

正确的做法是，运用腹式呼吸来吐气发音，说话时的语速和语调可以和平常一样，但一定要减少用嗓，也就是少说话，让声带能够有充分的时间来修复，一般声带康复的时间需要2~4周的时间。如果是双侧声带都进行了手术，那么术后可以进行深 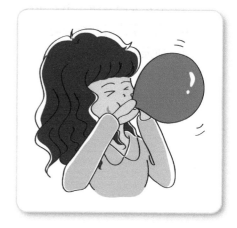 呼吸、吹气球的练习来防止双侧声带黏连。因此，术后适当的说话对双侧声带同时手术的伤口有益无害。

除了说话，声带息肉手术后还应注意戒烟酒，忌辛辣，少量多次饮水，多吃水果、蔬菜，加强体育锻炼，提高身体素质。对于教师、推销员、播音员等经常用嗓的职业，声带休息是非常必要的。以上方式都能够防治声带息肉的复发。

声带息肉切除之后还会复发吗？

很多人认为声带息肉做了手术以后就可以一劳永逸，不用再担心了，于是，原先那些不健康的用嗓习惯、饮食习惯、生活习惯又故态复萌了。实际情况真是这样的么？当然不是。声带息肉进行手术后如果不注意做好日常护理，或者术后恢复不好，尤其是在术后患者仍然大声说话、说话过多，仍然会引起息肉复发。

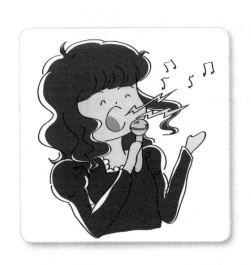

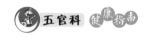

总是胃部反酸，与声带息肉相关吗？

可能有人会奇怪，声带息肉和胃部反酸有什么关系呢？实际上，两者还真有一定的因果关系呢。不知道您是否听说过这样一种疾病——咽喉反流性疾病，也就是我们常常提到的胃部反酸。2015年，《咽喉反流性疾病诊断与治疗专家共识》中对它做出了明确定义：咽喉反流性疾病指胃内容物异常反流至食管上括约肌以上部位，引起的一系列症状和体征的总称，其临床表现主要为咽喉异物感、持续清嗓、声嘶、发音疲劳、咽喉疼痛、慢性咳嗽、呼吸困难、喉痉挛、哮喘等症状，以及声带后连合区域黏膜增生、肥厚，声带弥漫性充血、水肿，严重时出现肉芽肿、喉室消失、声门下狭窄等喉部体征。可见，长期的胃部反酸的确会刺激咽喉部，刺激声带引起喉炎，声带炎症会引起声带后端类似息肉样的炎性肉芽的产生。

如果您的声带息肉可能与胃部持续反酸有关，那么建议您需要在消化内科医师的帮助下首先治疗胃部反酸的问题。常见的治疗方法是口服质子泵抑制剂或H2受体拮抗剂。平时，也要注意预防，建议采取以下措施：

（1）避免过饱、晚餐过多或夜宵。

（2）餐后勿立即休

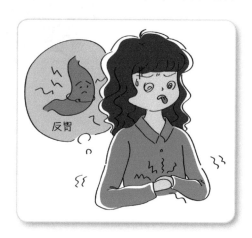

反胃

息并应适当抬高床头。

（3）戒烟，戒酒，少食辛辣、咖啡、浓茶。

（4）避免腰带过紧。

（5）减少高油脂及高糖食物的摄入。

（6）减少酸性水果摄入。

（7）避免在睡前1～2小时吃东西，如果在进食后直立位1～2小时，将极大减少胃内的食物和胃酸反流回食道腐蚀喉部组织。

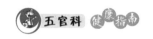

急性会厌炎是什么？

如果您出现"嗓子疼，喉咙痛"，首先会想到什么？我猜您第一个想到的应该是自己得了感冒。确实，大部分的嗓子疼可能只是上呼吸道感染引起的，但有一种嗓子疼却不可忽视，它就是急性会厌炎。

首先，让我们认识一下会厌是什么。会厌是由舌根后部软骨和黏膜构成的片状组织，能防止吞咽时食物或液体进入气管。急性会厌炎就是会厌发生了炎症，是一种会厌及其周围组织发生的急性炎性病变，又称为声门上喉炎。由于会厌特殊的解剖位置和组织结构，一旦发生炎症，起病突然，发病迅速，可导致会厌高度水肿，从而引起剧烈的咽喉痛、吞咽和呼吸困难，严重的甚至可致窒息和呼吸骤停，危害到生命安全。

急性会厌炎最常见的病因是上呼吸道感染，此外，咽喉部的外伤、周围组织的炎症蔓延，或食物、药物、虫咬等引起的变态反应也可引发急性会厌炎。此病是耳鼻喉科的急重症之一，儿童

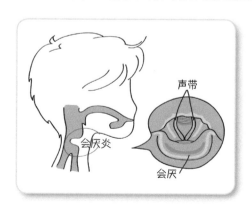

及成人都可出现。虽然急性会厌炎病情进展迅速，但多数患者经过及时的治疗可获得痊愈，不过也有少数病情凶险，容易引起窒息，死亡率较高。因此，大家务必引起重视，平时应加强锻炼，增强机体抵抗力。对于会厌邻近器官的急性炎症，要及时治疗，防治感染蔓延。保持口腔卫生，戒烟酒，少吃辛辣刺激食物。儿童可注射乙型流感嗜血杆菌疫苗。

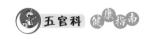

急性会厌炎真的会致命吗?

急性会厌炎真的、真的、真的会致命！重要的事情说三遍！这绝对不是危言耸听。近年来，随着大家对咽喉科疾病的认识，越来越多的人已经意识到急性会厌炎的严重性。网络上也不乏一些经历过急性会厌炎抢救的经验分享帖子，大多会提到这样一些描述，如"去鬼门关走了一遭""差点和这个世界说拜拜"等。

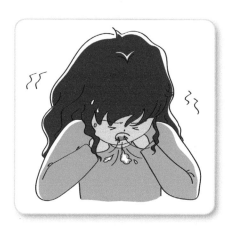 急性会厌炎是一种特殊的、主要累及喉部声门上区的会厌及周围组织的急性炎症病变，以会厌高度水肿为主要特征。发病常为急性和爆发性，表现为突然出现咽痛、声嘶、气急、高热，迅速发生吞咽困难和以流涎、呼吸困难、呼吸过快及吸气性呼吸困难为特征的呼吸窘迫，常使患者身体前倾、颈部后仰以增加通气量。病情从会厌肿胀到引起窒息，快的话可能只需要十几分钟，若不立即开放气道，致死率很高！

因此，在日常工作生活中，当出现嗓子疼或咽喉肿痛时应予以重视，尽快就医治疗，防止诱发急性会厌炎。若一旦确诊为急性会厌炎，务必高度重视，听从医生的安排，在医院内住院或留院观察，不可随意走动，以免病情突然加重，引起窒息。

急性会厌炎痊愈后还会再次发生吗？

答案是肯定的。首先让我们回顾下急性会厌炎的概念和病因。

急性会厌炎是指会厌及其周围组织的肿胀和炎症，是一种危及生命的严重感染，可导致急性呼吸道阻塞，是耳鼻喉科的急重症之一。引起急性会厌炎的原因有很多，最常见的是上呼吸道感染，大多数是有细菌感染引起，也可因病毒、真菌感染引起。此外，还可由于变应性疾病引起，也就是我们所说的过敏，常见的过敏原可以是食物、药物或毒物。咽喉部周围的邻近组织感染，例如扁桃体炎、咽炎、鼻炎等也可以导致发病。最后，外伤、刺激性的气体、化学物质等也可以诱发急性会厌炎。

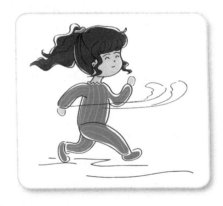

此类疾病的凶险在于，首发症状以咽喉痛为主，很容易与常规的感冒相混淆，导致患者思想上不够重视，延误病情。由于此病病程进展非常快，可在数小时内出现全身重度症状，表现为发热、畏寒、吞咽困难、口涎外流，并在几分钟内发生会厌严重水肿，阻塞呼吸道，引起呼吸困难，甚至窒息。

在接受规范的治疗后，一般病情都能得到控制，并逐渐恢复。但是，如果平时不注意劳逸结合，增强体质，预防上呼吸道感染，或者避免诱发因素，急性会厌炎可以复发。可见，要防止急性会厌炎复发，最主要的还是要做好平时的日常保健。

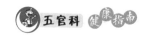

喉癌的治疗方法有哪些？

喉癌对患者的生活影响非常大，而且，近年来喉癌的发病率有上升的趋势，如何有效地治疗喉癌是最迫切的需求。但喉癌的治疗也不能一蹴而就，必须根据不同的病情选择最合适的治疗方式，才能保证生命安全，提高生活的质量。

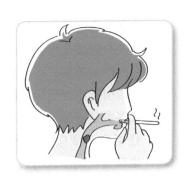

1. 手术治疗是最常见的方式

如果喉癌在早期被诊断出来，微创手术治疗往往是医生的首选方案。根据肿瘤的位置不同可分部分和全喉切除。进行部分喉切除术的患者，发音功能会受到一定的影响，声音会变得嘶哑，但是正常的交流不受到大的影响，也不需要进行呼吸道的改道。而全喉切除术则会对患者正常的生活造成严重的影响，会失去发音的功能，同时需进行呼吸道改道，需在颈前下方正中气管造瘘，术后约两到三个月后，患者会慢慢适应呼吸改道后的变化。

2. 放射性治疗方法也是常见的治疗方式

喉癌放射性治疗方法基本包括单纯放疗法、术前放疗法、术后放疗法及姑息性放疗法等。一般单纯放疗法主要针对无法进行手术或不能接受手术的患者及癌症 I 期病变患者；早期的喉癌也可仅选择放射治疗，利用高能射线杀死喉部的癌细胞，阻止肿瘤生长；而姑息性放疗主要是针对部分晚期肿瘤的患者。

3. 化学治疗方法，简称化疗

由于喉癌以鳞癌为主，对化疗并不敏感，因而化学治疗法只能作为一种辅助性医疗法。

喉癌切除术后多久能吃东西？

喉癌切术术后多久能进食一直是患者术前非常关心的问题，对于这类情况，应该分阶段进行，从鼻饲慢慢过度到经口进食。

一般喉癌切除术后6小时即可通过鼻饲管供给患者所需营养。所谓的鼻饲就是从鼻腔置入一根硅胶管（俗称胃管）通向胃内，通过向管内注射或滴注营养液和水分来供给营养，是喉癌患者术后最常见的进食方式。通常，在患者全麻苏醒6小时后可以向鼻饲管注入50mL温开水。如果胃部没有不适，进食食物的浓度和量可以循序渐进地增加。每次鼻饲的量一般在250mL～300mL，量过多，超过胃的容量，则容易引起返流。常规4～6小时进食一次。应在营养师的指导下根据机体的营养需求设定、调整总热量的摄入。

喉癌切除术后开始正常经口进食时间应依伤口愈合情况及是否有感染或发生咽瘘，以及患者全身情况而定。涉及下咽、颈段食道重建的患者，一般在术后第14天，确认伤口无感染的情况下给与经口进食，可以进行试饮水。在没有呛咳及并发症的情况下可以拔除胃管，并在医护人员指导下进行吞咽训练后逐渐恢复正常饮食。此时，饮食应从流质、半流质，逐渐过渡为软食、普食，以免引起不适。术中不涉及下咽部重建的部分喉癌切除术患者，一般术在后10～12天后可进食半流质食物，便于减少早期的误呛。

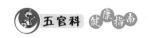

表4-1 不同饮食种类及食物举例

饮食种类	食物举例
流质	米汤、藕粉、蛋花汤、牛奶、豆浆、菜汤、鲜果汁、蔬菜汁、果茶、清鸡汤、清肉汤、肝汤等
半流质	米粥、烂糊面、小馄饨、肉末、菜泥、果泥等
软食	面包、面条、软饭、饺子、馄饨、包子、馒头、煮烂的蔬菜、豆腐等
普食	日常饮食

全喉切除后就终身不能说话了吗？

很多患者在进行全喉切除术后担心终身不能说话，其实，通过一定的训练是可以进行发声的。目前主要有三种发音方法，一是食管发音，二是气管食管发音，三是人工喉。

1. 食管发音法：

食管发声需要患者有耐心、有毅力、循序渐进，通过训练，将空气进咽入食管，然后再将其压出食管来发音。空气通过振动食管的四壁产生声音，当声音经过口腔时，舌、唇、齿帮助这些声音构成语言。食管发音具有不用手控可以发音的优点，而且发出的音质和音色较好，训练好的几乎听不出是无喉者讲话。当然它也有缺点，比如发音连贯性差，声时短，音调低，只适合在小范围、背景安静的环境中交流。另外，发音不当常可引起腹胀及烧心感。

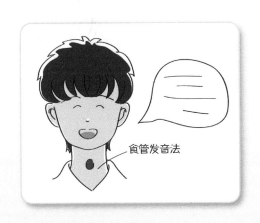

食管发音法

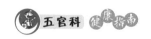

2. 气管食管（咽）发音：

这是一种通过手术的方式进行发声的方法。通过手术制造一个管道或基于气管后壁与食管前壁或咽部造口，安装一个通气管，食管或气管下咽的气体分流，在肺内压的驱动下，振动下咽和食管上端的黏膜、黏液发出基音，加工后形成语言。

3. 人工喉：

人工喉顾名思义就是一种人造的发音装置，其振动发出基音，再通过构语器官而形成言语。该讲话器体积小巧、轻便灵活、携带使用方便、发声清晰，全喉切除患者用上讲话器后，可排除"哑巴"的烦恼。

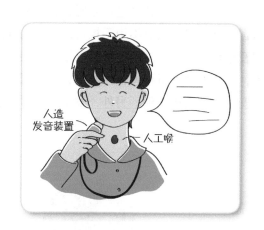

第五篇

"细嚼慢咽"之咽科篇

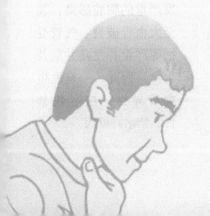

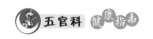

食管异物怎么办？

在生活中我们经常会遇到吃东西卡住的情况，有时候卡在喉咙里，有时候则是卡在更深的部位，我们称之为食管异物。食管有三个生理性狭窄，其中最容易卡顿的是食管入口处。生活中最常见的异物有鱼刺、鸡骨、鸭骨、牛蛙骨头、枣核、假牙等。当有异物卡住后则会出现"胸骨后疼痛""异物感"，吞咽后可加重。发生食管异物该如何处理呢？首先，不要过于慌张，我们需要做的是马上禁食、禁水，并在第一时间去医院就诊。到达医院后，先由耳鼻喉科医生进行喉镜检查，如果异物处于咽喉部，我们可以通过喉镜将异物取出。如果咽喉部没有发现异物，我们就要高度怀疑是食管异物，需进行 CT 检查。若发现异物，小的食管异物通过胃镜就可以取出；大的食管异物，建议在硬性管食管镜下把异物取出来，如果还不能将异物取出的话，就需要通过开胸手术进行治疗。

值得关注的是，发生食管异物后应避免使用吞馒头、吞饭团、喝醋等方法试图将异物"顺"下去。这种方法不仅不能解决问题，还可能会促进异物对食道的损伤。异物取出后应根据食管损伤程度，再决定进食的时间。有些异物由于停留在食管时间过长，则

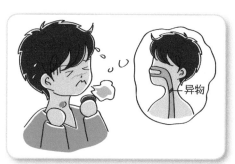

可以导致食管穿孔，引发严重的胸腔感染，甚至大血管破裂、气管受损等严重并发症并危及生命。因此，一旦发生食管异物，应尽快禁食、禁水并就医。

气道异物怎么办？

气道异物，一般是指异物进入喉、气管及支气管所引起的紧急情况。日常生活中，小朋友比大人更容易发生气道异物。抽样调查显示，气道异物梗阻是造成儿童窒息死亡的主要原因，在0~4岁的孩子中发生率最高。

较小异物的进入气道后，孩子会马上出现剧烈呛咳、面色潮红、吸入性呼吸困难等，异物可能会因为剧烈咳嗽而被肺部气体从气道内冲击出来，或越堵越厉害，导致呼吸、心跳停止。如异物较大，把气道完全堵塞，孩子马上会出现"三不症状"：不能咳嗽、不能呼吸、不能发声。出现气道完全梗阻这样的紧急状况，无论是送往医院，还是等候急救医生的到来，一般都来不及，这时候家长是否掌握婴幼儿气道异物梗阻的急救方法，就尤为重要了！

（1）对于1岁以下的婴儿，高声呼救的同时，一手固定婴儿下颌部，使面部朝下、头低臀高；另一手掌根部连续叩击肩胛间区5次。再将婴儿翻转成面部朝上、头低臀高位，检查口腔内有无异物，如无异物，立即把婴儿身体翻转为仰卧位，头低臀高，

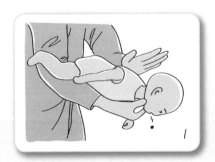

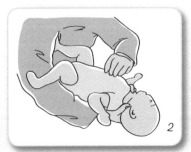

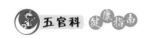

用食、中指连续冲击两乳头连线正下方5次。两种方法如此反复交替进行，直至异物排出。

（2）对于1~8岁的患儿，无论意识是否清楚，抢救者均可坐在椅子上或单腿跪在地上，把患儿腹部放在自己的大腿上，头部放低，臀部抬高，连续用手掌根部拍打患儿的两肩胛骨之间。每拍背5次，就检查一次异物是否排出。

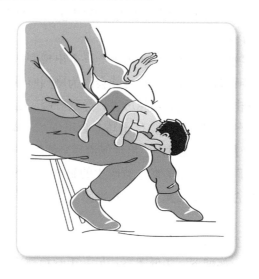

小朋友吃饭要注意哪些？

小朋友由于食道、吞咽反射、呕吐反射等发育尚未成熟，吃饭时尤其要注意安全。以下这些错误的做法，请务必要避免。

很多家长在吃饭的时候会让孩子快快地吃，还会让孩子趁热吃。正确的做法是喝热汤、吃热菜时，应先稍微放凉以免烫伤小朋友的食道。

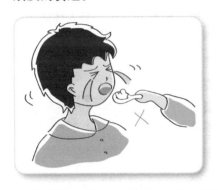

此外，小朋友哭闹的时候，不要喂饭，这样会容易将食物误呛在气道内，造成生命危险，可等小朋友停止哭闹后再喂饭。

小朋友的食道由于没有发育完全，所以比成年人窄，吞咽能力也不完善，吃坚果很容易被卡住，应该避免喂食坚果，可以给孩子准备专门的零食，比如适合小朋友喝的酸奶、水果、蛋糕等。如果平日里给小朋友补充坚果，最好用破壁机等设备打碎成粉末，或者和其他东西打成泥再食用。进食大块的食物容易噎到，应把食物分成小块并教会小朋友细嚼慢咽，同时吃饭时不宜说话、玩耍，以免引起呛咳、噎食。

注重小朋友的感受，适量进食，不可一味喂食，进食后不要马上平躺，以免过饱后平躺导致食物返流，影响呼吸，引起危险。

一旦发生食物返流入气道或气道异物影响呼吸，不宜慌张，应参考气道异物的方式采取急救措施，并尽快就诊。

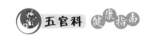

什么是扁桃体?

我们通常所说的扁桃体是我们在张口时看到口腔的最深处两侧各有一个椭圆形的隆起,表面凹凸不平,在医学上叫作腭扁桃体。其实在舌根部及咽部周围的上皮下有好几群淋巴组织也属于扁桃体,我们称之为舌扁桃体和咽扁桃体。扁桃体位于消化道和呼吸道的交会处,其粘膜内含有大量淋巴组织,可以产生淋巴细胞和抗体,预防细菌病毒侵入气道、肺部和食道,是人体防御疾病的第一道门岗。

在我们刚出生时扁桃体功能尚不完善,随着年龄增长,其免疫功能逐渐活跃,特别是3~5岁时最为活跃,因接触外界变应原的机会较多,扁桃体显著增大,此时的扁桃体肥大应视为正常生理现象,一般不需要进行手术。如果扁桃体变得异常肥大,进而堵塞呼吸道,此时可考虑通过手术切除。

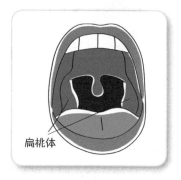

扁桃体

当然,最常见的情况是,当人体抵抗力下降,或着凉时扁桃体可以出现红肿疼痛,发生炎症反应,伴发反复咽痛。此时可在医生的指导下应用抗生素或者抗病毒的药物,勤漱口,注意休息。如果炎症反复发作,可以手术切除。当然,扁桃体上也可以长肿瘤,这个时候我们需要密切关注,及时诊断,尽早治疗。

扁桃体发炎后必须手术切除吗?

扁桃体是人体的防御卫士,它会产生淋巴细胞和抗体,具有抗细菌、抗病毒的防御功能。特别是对于6岁之前的儿童来说,扁桃体的防御地位非常之高,甚至可以说独当一面。但是随着我们年龄的增长,扁桃体的免疫功能会逐渐被其他器官所取代。一旦扁桃体被链球菌等细菌占领,就会让人们的心脏和肾脏处于危险状态,引起病毒性心肌炎和肾炎。

所以扁桃体发炎了就一定要切除吗?当然不是啦!所有的手术都是有指征的,如果你的扁桃体大多数情况下"安分守己",手术切除"大可不必"。下面我们就 来了解一下手术指征吧:

(1)慢性扁桃体炎反复急性发作,每年≥4次。

(2)既往有扁桃体周围脓肿病史者。

(3)扁桃体过度肥大,妨碍吞咽、呼吸,导致营养障碍或明显打鼾缺氧的儿童。

(4)风湿热、关节炎、风心病、IgA肾病等患者,疑扁桃体为病灶者。

(5)因扁桃体、增殖体肥大,影响咽鼓管功能,造成慢性渗出性中耳炎,经保守治疗无效者。

(6)不明原因的长期低热,而扁桃体又有慢性炎症存在时。

(7)各种扁桃体良性肿瘤,考虑恶性肿瘤者需慎重选择方案或者综合治疗。所以,当扁桃体发炎的时候,一定要到医院去找专业的医生面诊,相信医生会给最专业的建议。

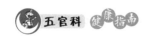
如何正确看待扁桃体肿大？

日常生活中，人们常常会有这样的疑虑，扁桃体肿大是否意味着"生病"或"不正常"？其实不然，扁桃体的肿大可以分为生理性和病理性。

扁桃体的生理性肿大一般发生在3～10岁之间，期间可以反复多次出现，这和扁桃体的功能有关。扁桃体是咽喉部最大的淋巴组织，内含大量的淋巴细胞和抗体，当细菌或病毒等致病微生物进入口咽部后，扁桃体开始发挥免疫作用，也就是我们看到的扁桃体肿大，这个过程在孩子3～5岁时可以达到免疫的最活跃期。这种免疫功能不断完善的过程是生理性的，如果扁桃体肿大没有影响到呼吸，一般不需要进行处理。等到其发育完全，肿大可逐渐消退，到青春期时淋巴组织会萎缩、消失。

病理性的扁桃体肿大最常见的是上呼吸道感染所致，当感冒或者嗓子发炎时，扁桃体会发生炎症反应，出现不同程度的肿大。这种肿大经过一段时间的恢复是可以消失的，不会影响到生活。但当肿大严重到堵塞呼吸道，引起呼吸困难时，需要进行手术治疗。反复的扁桃体感染、发烧也可考虑进行手术。

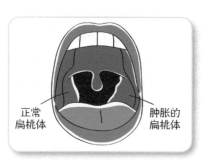

正常扁桃体　　肿胀的扁桃体

预防扁桃体肿大，平时应注意防寒保暖、劳逸结合、加强营养、增强体质、保证充足睡眠、注意口腔卫生。可经常用温盐水漱口，积极治疗鼻炎、鼻窦炎、咽喉部炎症等，戒烟，戒酒，养成良好的生活习惯。

扁桃体摘除手术的方式有哪些?

扁桃体摘除手术是耳鼻咽喉科中常用的手术方式。要求将整个扁桃体连同包膜完整切除,以治疗反复发生的慢性扁桃体炎。切除扁桃体除了治疗扁桃体本身的疾患外,还可以治疗免疫相关性疾病及阻塞性睡眠呼吸暂停综合征等。

传统的扁桃体摘除主要有局麻下扁桃体剥离法和全麻下扁桃体切除法两种。局麻扁桃体手术目前比较少做,主要是因为患者比较痛苦。

目前大多采用全麻下扁桃体剥离法,这种手术方法又可分为电刀切除和低温等离子射频消融。前者的缺点是手术时间长、术中出血较多,止血困难。低温等离子射频消融的原理是利用低温等离子射频产生的能量,以较低的温度(40~70℃)打开细胞间分子结合键来进行组织的切除,从而避免对组织的损伤,并且能够大大减轻病人的痛苦和缩短康复周期。这种手术方法术中几乎不出血,由于是在低温下操作,对人体的损伤极小,术后反应轻,痛苦小,恢复更快,是目前临床上用的比较多的一种手术方式。对于小朋友,多数是用这种方式来进行手术切除,但是相对的,费用也更贵。

具体选择哪一种手术方式,需要根据患者的病情、全身情况及经济情况综合考量。

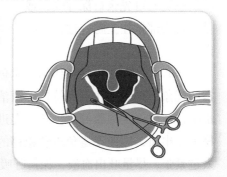

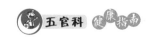

扁桃体切除术后需要注意哪些？

行扁桃体切除术后的患者应注意以下几点：

（1）术后早期最容易出现也最棘手的问题是伤口出血，一般在手术后5小时内最易出现。因此，术后早期注意不要把唾液咽下，要随时吐出，以便观察出血的情况。如果吐出物内有少量血丝也不必惊慌，属正常现象。如果吐出大口鲜红色血液或血凝块，则怀疑有活动性出血的可能，应立即通知医生处理。对于儿童患者，应加强观察，如果有频繁吞咽的动作要警惕发生出血。

（2）饮食方面，如果是全麻手术，术后一般需禁食6小时。如无出血症状，可吃一些冷流质食物，如雪糕、冰激凌、牛奶等，注意忌热饮，以防引起出血。术后2天内可进食流质食物，7天内可吃半流质食物，应以温软食物为主，不要吃粗糙带渣的食物，以防擦伤创面引起出血。

（3）注意避免用力咳痰或咳嗽，也不要用力打喷嚏，有打喷嚏的感觉时可先张口深呼吸，或是将舌尖部抵住上腭，这样可防出血。

白膜形成

（4）术后1～2周扁桃体窝手术创面会出现一层白膜，这是正常的现象，这时要注意保持口腔清洁，可用呋喃西林溶液或淡盐水漱口，以保护白膜健康生长，促进创面早日愈合。白膜脱落时易引起出血，因此要避免进食粗糙的食物。一旦发生出血，不宜太过紧张，尽量吐出血液，保持呼吸通畅，并尽快就医止血。

扁桃体切除之后对人体的影响大吗？

扁桃体是指出生的时候就存在于口咽部的一个淋巴组织，它是人体从出生之后到5岁之前咽部的主要免疫防护器官。在5岁之后，我们咽部就会有咽两侧的淋巴条索、舌根部的淋巴组织、咽后壁淋巴组织及咽鼓管扁桃体等其他的淋巴组织，来起到对咽喉部的免疫防护作用。所以在5岁之后，扁桃体不再是咽部唯一的免疫防护器官。如果5岁之后，扁桃体过度肥大或者扁桃体反复发炎，造成打鼾，影响睡眠，甚至引发肾小球肾炎、类风湿性关节炎或者是风湿性心瓣膜病等，就可以考虑把扁桃体切除。

但是，许多家长，特别是低龄儿童（5岁以下）的家长认为，扁桃体是免疫器官，切除后会影响儿童免疫功能。咽部的第一屏障功能减弱，容易患上呼吸道感染，果真如此吗？答案显然是否定的。扁桃体手术开展百年来，从未有患儿术后出现免疫功能低下的报道，可能原因是扁桃体只是咽部淋巴环中的一部分组织，切除后随着周围淋巴组织、淋巴滤泡、舌根扁桃体等组织的代偿，可恢复局部正常的免疫防护功能。国外一项长达20年的调查，也并未发现儿童期行扁桃体切除术对儿童免疫功能发育造成影响。

总体来说，目前认为对有适应证的患儿切除扁桃体对将来发育无明显影响，免疫功能也不受影响，因此，切除扁桃体后并不意味着更容易患上呼吸道感染。

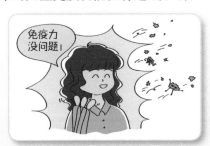

免疫力
没问题！

第六篇

"颈项自如"之头颈篇

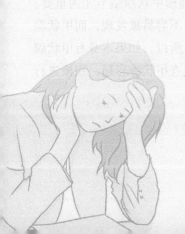

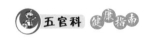
体检发现甲状腺结节怎么办？

什么是甲状腺结节？甲状腺结节是甲状腺上面长小疙瘩，它会在很多因素的影响下，造成甲状腺腺体的增生，甲状腺上面的"小岛屿"就是甲状腺结节。

它发生的原因有很多，包括炎症、缺碘都可能诱发甲状腺结节。但随着国家加碘措施的推进，缺碘引起的甲状腺结节就比较少了，而碘摄入过多造成的结节会更多一些。此外，还有环境因素（如水、空气污染）、心理因素等都可能引起甲状腺结节的发生。

至于甲状腺结节对于人体的影响，首先，大家要知道甲状腺结节有良性和恶性的区分。如果甲状腺结节通过检查考虑是恶性的，一般需要进行手术切除治疗；如果甲状腺倾向良性结节，但是长得比较大，当出现局部的压迫，包括出现呼吸困难、吞咽困难时，也建议手术治疗。除此之外，大部分的甲状腺结节对于常人而言影响不大，定期随访观察就可以了。

虽然大部分甲状腺结节对正常生活影响不大，但必须要到正规医院找专科医生诊查，明确下一步是随访还是需要进一步治疗，而不能盲目认为定期复查就可以，以免错失甲状腺恶性肿瘤的最佳治疗时机。因此，早发现和早确诊甲状腺结节尤为重要。其实，大部分甲状腺结节都比较隐匿，不容易被发现，而甲状腺彩超是简单易行而且无创的检查手段，所以，如果本身有甲状腺疾病、高发的家族史，建议要定期去复查甲状腺彩超，积极进行体检。

甲状腺结节就是癌吗?

王阿姨体检时被告知患有"甲状腺结节",回家后整日愁容满面,女儿见状询问后得知王阿姨怀疑自己得了甲状腺癌,所以产生了很大的心理负担,遂带其到医院请专业医生诊治。那么,甲状腺结节就是甲状腺癌吗?

答案当然是否定的,甲状腺结节实际上是甲状腺上的肿块,并不是所有的甲状腺结节都是癌。事实上,95%的甲状腺结节都是良性的,只有5%可能是甲状腺癌。很多人都说:"如果一定要生一种癌,我愿意选择'甲状腺癌'",这是因为甲状腺癌是所有癌症中对生命威胁最小的癌症。

老百姓该怎么判断自己的甲状腺结节是良性还是恶性的呢?这个问题当然要交给专业的医生来回答,而甲状腺 B 超是鉴别过程中重要的一环。现在,国内外都有严格的甲状腺结节诊治指南,把甲状腺结节进行分类。医生会根据甲状腺结节的特征,给出6类不同的报告,下面让我们简单的了解一下。

1~2类:认为不存在问题或者结节良性

3类:认为存在一定恶性的概率(<5%),但良性的可能较大。

4类:4a 低度可疑恶性(5—10%)

4b 中度可疑恶性(10—45%)

4c 高度可疑恶性(45—85%)

5类:典型的甲状腺癌(85—100%)。

6类:病理已经确诊的甲状腺癌。

如果检查指标怀疑恶性肿瘤,医生有时也会建议患者进行穿

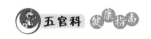

刺检查，通过病理报告明确肿瘤的性质并制定治疗方案。

　　王阿姨就诊后，医生告知其所患为良性结节，不需过多处理，定期复诊即可。经过这件事后王阿姨明白了一个道理：身体出现了问题一定要及时到专业医疗机构就诊，胡思乱想是解决不了问题的。

甲状腺疾病在饮食上有什么禁忌吗？

甲状腺是人体内重要的内分泌器官，在甲状腺病变之后，身体会出现多种不良症状，例如甲状腺部位出现肿块、容易声音嘶哑、吞咽困难，甚至有局部的疼痛感，这些都可能由甲状腺疾病引起。除了去正规医院进行诊疗，同时还要从饮食入手进行调节，饮食方法合理，甲状腺疾病才会更快改善。

1. 少吃辛辣刺激食物

发现自己有甲状腺疾病在威胁健康时，最重要的就是在饮食过程中减少辛辣食物的摄入。很多人饮食不清淡，大量摄入辛辣的食物。辛辣食物有刺激性，容易加速炎症的发展。如果引发的是甲状腺炎，在辛辣食物的刺激下，炎症发展速度加快，病情也会越发严重。因此，在改善甲状腺疾病的过程中，要选择合适的食物提供营养，辛辣食物减少摄入，平时调味料的使用方法也要合理。

2. 远离油腻及高糖分食物

很多人喜欢吃油炸食物及甜品，这些食物容易满足口感，糖分高的食物还能够让心情变得愉快，但是经常吃这些食物往往也会影响身体的新陈代谢，影响内分泌的稳定。对于抑制甲状腺结节的增长非常不利，因此还是鼓励大家尽量少吃高脂高糖食品，这样更有助于甲状腺健康，预防疾病。

3. 控制碘元素的摄入量

要缓解甲状腺疾病，在饮食过程中，不宜碘元素获取量过多。因为部分甲状腺疾病和大量摄入含碘丰富的食物有关，碘元素获取量过多和过少都容易影响甲状腺功能。

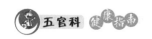

甲状腺术后保健应注意哪些方面？

完成手术是甲状腺疾病治疗的决定性步骤，但后续恢复如何，也是甲状腺疾病治疗的关键所在。只有真正将术后保健做到位，才能够让我们的甲状腺"长治久安"。

甲状腺术后保健，首先需要规范用药和营养补充。一是遵照医嘱按时服用药物（如甲状腺素片、钙剂等），以确保术后甲状腺相关机能处在稳定状态，为身体恢复保驾护航。二是保证清淡且营养丰富的饮食，以补充身体术后恢复所需的营养。

甲状腺术后保健，需要养成良好生活习惯。如果患者有吸烟史，首先应果断戒烟，因为吸烟会影响手术切口部位血液循环，延迟伤口愈合，影响术后生活状态。此外，患者应积极做好身体锻炼，选择散步等轻微的运动，改善身体的血液循环和整体机能，为身体康复储备更多能量。

甲状腺术后保健，需要积极调整心理状态。甲状腺术后的不适感，会给患者正常生活带来较大影响。面对随之而来的负面情绪，患者要能够积极应对、妥善处理，通过向家人、朋友寻求心理支持，积极做好心态调整，努力保持良好的心情，并养成与家人朋友交流的习惯，从而为术后保健提供更多有价值的帮助。

总之，甲状腺术后保健是一项看似简单，但要求高的活动，需要长时间的投入才能够尽快从术后恢复状态过渡到日常生活的正常状态。

甲状腺术后需要终身服药吗？

甲状腺术后究竟需不需要终身服药这个问题困扰着很多甲状腺手术前后的患者，在解答这个问题之前我们先简单的了解一下它的功能吧！

甲状腺属于人体的内分泌器官，它分泌的甲状腺素参与我们人体的新陈代谢和生长发育，说白了就是可以帮助我们正常代谢、长个、长脑，但甲状腺激素多一分甲亢，少一分甲减，可见其功能完好的重要性。

知道甲状腺的功能和重要性之后，再来说甲状腺术后是否需要终生服药的问题就比较容易理解了，它主要取决于甲状腺切除的范围和剩余甲状腺的功能是否良好。

如果甲状腺全部切除，导致我们的身体没有甲状腺激素来源，或者甲状腺切除部分，但剩余的甲状腺组织无法分泌足够量的甲状腺素时，就只能靠"外援"来救场，也就是需要每天定时定量遵医嘱服用"甲状腺素片"，以补充甲状腺术后患者缺乏的甲状腺激素，保障人体各项机能正常运作。反之，如果部分切除后甲状腺功能可维持正常水平则无需终生服药，只需要按时复诊，定期检测甲状腺功能，根据化验结果决定是否需要服药。你明白了吗？

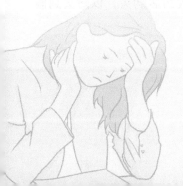

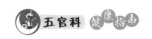

如何正确服用优甲乐？

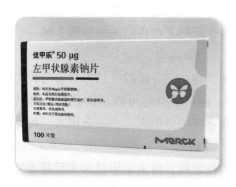

甲状腺癌是常见的恶性肿瘤之一，占女性恶性肿瘤的第四位，左甲状腺素钠片（商品名优甲乐）是临床甲状腺癌患者的常用药物。高危分化型甲状腺癌术后予优甲乐替代抑制是目前普遍采用的治疗方案。

程度。优甲乐替代抑制治疗，一方面补充甲状腺癌术后患者缺乏的甲状腺激素，另一方面抑制促甲状腺激素水平，从而抑制甲状腺癌的复发。

优甲乐在小肠被吸收，空腹条件下胃内呈酸性状态，其对后续小肠吸收的影响至关重要。服药时间按吸收效果最好到最差排序分别是早餐前60分钟、早餐前30分钟、睡前、餐时。如果您做不到早餐前1小时服用，那也可选择睡前服药。早饭前半小时可能较难把握，容易遗忘，建议早上起床后马上服药，然后再洗漱等，等到吃早饭时，起码在半小时以上了。您用对了么？

最后，药品一定要到医院或者正规药店购买，以防买到假药，影响抑制效果，出现不良反应。

甲状腺癌术后如何防止复发？

甲状腺癌术后复发，是目前临床上常见的情况，但复发并非不可避免，只要在术后护理和日常生活中养成良好的习惯，通过优化术后管理就能够达到高效防止复发的目的。

首先，术后患者需定期复查，包括甲状腺功能、甲状腺 B 超。对于最常见的分化型甲状腺癌（乳头状癌和滤泡状癌），术后根据甲状腺功能检查结果规范使用左甲状腺素钠片抑制甲状腺功能是目前防止复发的重要手段。除药物治疗以外，饮食是很需要关注的环节，术后需定期复查甲状腺功能，根据甲状腺功能的检查结果合理饮食，适当控制碘的摄入，从而维持正常的甲状腺素分泌功能。虽然饮食很难直接导致术后复发，但长期的饮食习惯，却对术后状态有着不可忽视的影响。要确保营养均衡、饮食清淡，避免辛辣刺激性食物。

其次，术后患者需要保持良好的心情。对于甲状腺手术来说，消极情绪和坏心情会给疾病复发提供温床，使疾病有可乘之机。因此，处于术后恢复期的患者，要能够做到积极的自我调节，并养成正确处理外界压力的习惯，以确保从根本上杜绝消极情绪的滋生。

最后，术后患者需要良好的身体状态。甲状腺手术完成之后，无论是恢复速度，还是愈后状态，都会受到患者生活习惯的影响。对于体重超标的患者来说，术后需要合理控制饮食，达到逐步减重的效果，从而减轻肥胖给术后恢复带来的压力，降低术后复发的风险。只有做到严格管理，才能确保术后以最佳状态进行健康管理和身体恢复。

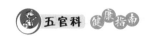

孩子打鼾是睡得香吗？

毛毛是个6岁大的小男孩儿，身高体重一直低于同龄孩子的正常值，最近因为晚上睡觉不踏实，经常憋气，全家出动带他来医院就诊。当医生给出"小儿鼾症"的诊断时，奶奶坐不住了："我们毛毛三四岁开始睡觉就会打呼，这不是睡得香么？"

那么孩子睡觉打呼真的是睡得香甜吗？实则不然，如果孩子经常睡觉打呼噜，在专业的医生看来很可能是得了"小儿鼾症"。如果不及时治疗，很可能会影响孩子的生长发育，导致智力下降、行为异常，更有甚者，因面部发育畸形而影响孩子的颜值。

那是不是睡觉打呼噜的孩子就一定是得了鼾症呢？作为老百姓的我们应如何进行初步判断呢？下面的临床症状特点可供广大家长参考：

（1）孩子睡觉时打呼，特别是平躺时；夜间睡觉不安稳，时常翻身；严重时会憋气，有短时间的呼吸停顿甚至惊醒；睡觉质量很差，小小年纪就出现"黑眼圈"。

（2）孩子白天状态不佳，总是昏昏欲睡。学龄期孩子可能会表现为记忆力下降，学习成绩下滑。

（3）由于鼻腔堵塞，孩子呼吸基本靠嘴，长期的张口呼吸可能会使孩子出现"腺样体面容"：上唇上翘、牙齿咬合不全、脸部

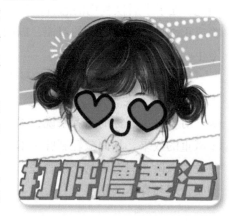

拉长，表情呆滞等。

（4）有些孩子会表现出渗出性中耳炎的症状，比如出现耳闷、耳塞、听力减退等症状。

如果你身边也有每每睡觉都呼声不断的小朋友，不如建议一下他的爸爸妈妈们带他去有资质的医院做一下检查吧！

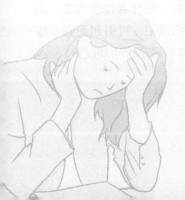

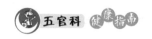

腮腺肿块是什么?

　　人体内有三对唾液腺:腮腺、舌下腺和下颌下腺,其中最大的一对唾液腺就是腮腺。腮腺位于两侧面颊近耳垂处。

　　腮腺肿块在临床上分为两种类型:一种是炎性包块,另一种是肿瘤。

　　1. 腮腺炎性包块

　　炎性的包块一般是范围不清、没有明确边界,摸在腮腺的位置会有硬硬的感觉。在炎症中又包括特异性感染和非特异性感染,特异性感染主要指某种特异性特殊细菌感染,非特异性感染包括常见的金葡菌炎性包块、淋巴结肿大等。位于腮腺区域的淋巴结肿大时,可摸到腮腺处有包块。患者会出现红、肿、热、痛的临床表现,如腮腺导管分泌脓性分泌物;

　　2. 腮腺肿瘤

　　肿瘤一般分为良性肿瘤和恶性肿瘤。位于腮腺部位的肿瘤大部分属于良性,在临床中最多见的两种是腮腺多形性腺瘤和腺淋巴瘤。

　　良性肿瘤生长缓慢,病程较长,早期无任何症状,常无意中发现肿瘤才来院就诊,触诊时肿块表面光滑,与周围组织界限清楚。

　　恶性肿瘤以黏液表皮样癌发病率最高,腺样囊性癌次之,恶性混合瘤较少见。早期肿瘤易向周围组织侵犯,可引起面瘫、疼痛等症状,且肿瘤与周围组织黏连,边界不清楚,活动度差。

腮腺肿块必须手术切除吗？

腮腺肿块是否需要手术切除取决于腮腺肿块的性质，要明确到底是炎性的包块还是腮腺肿瘤，对于这两者的处理方式是不同的。

1. 腮腺炎性包块

患者一般会有红、肿、热、痛的临床表现，腮腺部位皮肤红肿光亮，按压时可能有轻微疼痛，这是由某些特异性或非特异性细菌感染所引起，比如金葡菌、肺炎克雷伯杆菌或者其它细菌导致腮腺发生炎症。这时不需要进行手术切除，只要对症抗炎治疗即可。

2. 腮腺肿瘤

腮腺肿瘤的患者，需要进行手术切除。

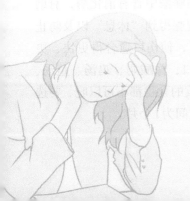

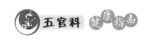

腮腺肿块切除术后需要注意哪些方面？

得了腮腺肿块，医生会根据肿块大小、性质进行肿块切除或部分腮腺切除。做了手术后，需要注意以下几点：

（1）因腮腺位于面颊部，手术切口相应会在面颊的侧面、耳垂下方。为防止说话、进食、头部活动时牵拉伤口，造成伤口裂开，手术后医生会给患者戴上一种特殊的弹力头套，时间一般为2周左右，同时弹力头套有一定压力，可以起到加压止血的作用。所以手术后不能随意将弹力头套取下，说话、进食、头部活动时速度要慢，幅度要小。咳嗽、打喷嚏时，可做深呼吸、用手压人中、舌尖顶上颚这三个动作制止。

（2）手术后，为保证伤口愈合得好，医生会在伤口内放置一根引流管和引流球，用以引流出伤口内的渗血、渗液。护士会将管子和球固定在皮肤及上衣上，也会定时来观察引流球内液体的量、颜色。当引流液由血性慢慢变淡，量逐渐减少至10mL以下时就可以拔去引流管。这期间不能去拉扯这根引流管，如有不舒服可及时告诉护士或医生。

（3）因为面神经与腮腺紧密相连，所以手术后可能会出现口角歪斜、眼睑闭合不全、面部麻木、眉毛不对称等面瘫的症状，如出现要立即告诉医生。

（4）因为腮腺会分泌大量唾液，而唾液中含有消化酶，有助于帮助消化食物，所以手术后为了让腮腺得到"休息"以及防止唾液分泌过多渗入伤口中形成"涎瘘"，使伤口愈合得更快、更好，就要减少唾液的分泌，饮食要忌口，像酸奶、鸡汤、鱼汤、橙子等这类刺激唾液分泌的、口味很重的食物都不可以吃，要选择清淡的、宜消化的、柔软的饮食，时间为1个月。

第七篇

"伶牙俐齿"之口腔篇

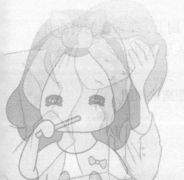

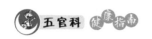
如何正确刷牙？

很多人会有这样的疑问："我每天都坚持刷牙，为什么还是有牙龈出血、龋齿等口腔问题呢？"一个很重要的原因就是我们没有采用正确的方式刷牙。在此向大家介绍正确刷牙方法，口腔健康从每天刷牙开始。

根据国家卫健委权威发布的《中国居民口腔健康指南》，提倡大家用水平颤动拂刷法刷牙。水平颤动拂刷法，也称改良巴氏刷牙法，是一种能有效清除龈沟内牙菌斑的刷牙方法。详细步骤如下：

步骤一：起步姿势

选择软毛牙刷，将刷毛与牙长轴呈45°角，刷毛指向牙根方向（上颌牙向上，下颌牙向下），轻微加压，使刷毛部分进入牙龈沟内，部分置于牙龈上。

步骤二：震颤

水平震颤牙刷10次左右，范围不超过1颗牙的宽度，每次刷2～3颗牙为宜。注意：整个过程毛端不要离开牙龈沟。

步骤三：拂刷

牙刷向牙冠方向转动，上面的牙由上往下刷，下面的牙由下往上刷，把龈沟里的脏东西通通刷出来。

步骤四：内侧面

牙齿内侧面的刷法和外侧面一样。刷上、下前牙的内面时，将牙刷竖放在牙齿内面，使刷毛垂直进入牙龈沟。

步骤五：咬合面

刷毛指向咬合面，稍用力作前后短距离来回刷。

步骤六：收尾

刷头竖放在牙面上，轻刷舌苔表面。

注意事项：每次刷牙时间要达到3分钟，力度适中，保证每颗牙都刷到。

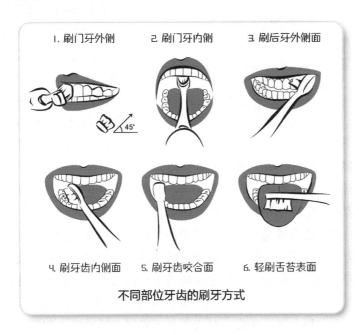

1. 刷门牙外侧　　2. 刷门牙内侧　　3. 刷后牙外侧面

4. 刷牙齿内侧面　　5. 刷牙齿咬合面　　6. 轻刷舌苔表面

不同部位牙齿的刷牙方式

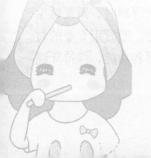

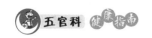
发现龋齿了怎么办？

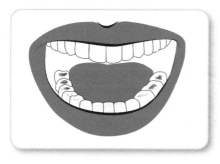

你有蛀牙吗？很多人都会给出肯定的答案。龋齿俗称虫牙、蛀牙，是口腔内最常见的疾病。第四次全国口腔健康流行病学调查中，我国成年人患龋率达到60%以上，55岁以上的中老年人和5岁以上儿童的患龋率更是达到70%以上，也就是说，十个人里面有六七个都患有龋病。如何防治龋齿，最重要的就是做好口腔清洁、保持良好的生活习惯和早诊早治。

龋齿的形成是一个相对较缓慢的过程。根据龋齿的深度，可分为三个阶段：浅龋、中龋和深龋。浅龋没有自觉症状，表现为牙齿表面黑色的窝沟、白色斑块或很小的龋洞。然后龋洞逐渐扩大，进入到牙本质形成较大的龋洞为中龋，这时食物卡在洞里，可能吃点甜食就会酸痛。龋病再往下发展，龋蚀已达到牙本质深层，接近牙髓，冷热和化学刺激时都会感到牙痛，尤其是对温度刺激感觉明显，但刺激去除后疼痛立即消失，说明已形成深龋。

不同阶段治疗也由易到难。当牙齿出现龋齿，说明牙齿已经遭到破坏，未经治疗的龋齿不会自体修复，需要专业治疗。"小洞不补，大洞吃苦"。一旦发现牙齿龋坏，一定要尽快去医院检查治疗，千万别等牙痛再就医。浅龋、中龋及深龋时，需要医生用专业的器械（牙钻等）去净牙洞内的感染物，然后用专业的材料充填牙洞，以终止病变发展，恢复牙齿外形和功能，保持牙髓的正常活力，从而维持牙列的完整性。如果龋病发展到深龋并继发牙髓炎和根尖周炎时，就必须采取"根管治疗"的方式对患牙进行治疗。相对于龋齿充填治疗，根管治疗的复杂程度更大，而且费用也会增高很多。

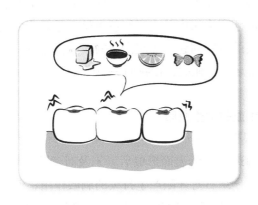

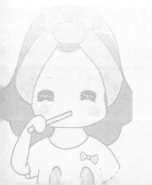

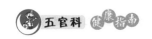

刷牙的时候总是出血怎么办？

相信很多人在生活中会遇到这样的情况：早上起来刷牙的时候，白色的牙膏泡沫中总出现红色血丝。牙龈莫名其妙地出血是困扰很多人的口腔问题。牙龈出血的"始作俑者"是谁呢？如何预防和缓解牙龈出血呢？让我们——揭晓。

牙龈出血的发生原因

1. 牙龈炎/牙周炎

当牙菌斑在牙体表面形成后，不及时清除，可形成牙结石。这种坚硬的牙结石对牙龈产生持续的刺激作用，使牙龈处于炎症状态，牙龈出现充血水肿，质地松软脆弱，不能抵抗正常的刺激，一旦牙刷毛触碰到牙龈，就会导致出血。

2. 错误的刷牙习惯

喜欢使用硬毛牙刷或习惯横着刷牙，易损伤牙龈导致出血。

3. 压力突然增大

4. 营养不良，如缺乏维生素 C

5. 全身性疾病或药物使用

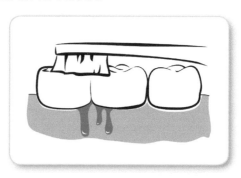

牙龈出血的解决方案

（1）坚持早晚正确刷牙，建议采用改良巴氏刷牙法。

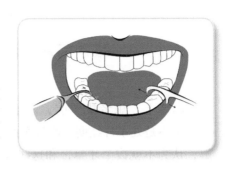

（2）牙刷的软硬程度应该适中，避免刷毛过硬产生外伤性出血和刷毛过软对牙面的清洁能力降低。

（3）牙周病患者刷牙出现牙龈出血情况时，更应该认真地刷牙以有效去除牙面上的牙菌斑，减少牙面上的细菌对牙龈的刺激，从而减少牙龈出血。

（4）每天正确地使用牙线或冲牙器来清洁牙缝，预防和减少牙齿邻面牙菌斑的形成和堆积。

（5）定期洁治是非常重要的牙齿保健方法，建议半年到医院和专业的口腔门诊做一次洁治。

（6）劳逸结合，压力调适，均衡多样饮食。

（7）此外，有些系统性疾病也会引起牙龈的出血，比如血液病、心血管疾病、艾滋病等，此时还需去内科查明原因，确诊全身疾病，对症治疗。

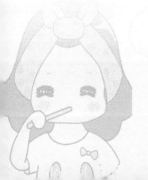

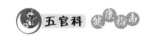

拔牙前需要注意什么？

临床上，患者拔牙前，医生都会问很多问题："有没有感冒？是不是处于月经期？吃过东西了吗？……"很多患者都不理解，认为不就拔个牙嘛，和这些有什么关系。这是错误的想法，拔牙无小事，各种身体状况一定要在拔牙前告知医生，切不可刻意隐瞒。那拔牙前有哪些注意事项，让我们一起来关注一下。

（1）女性应该避开月经期拔牙，否则会增大出血风险。

（2）感冒、发烧的时候尽量避开。当机体感冒或发烧时抵抗力较低，若再拔牙进行有创的手术，易于感染。

（3）某些牙齿（如智齿）拔牙前需要拍摄X光片，以评估患牙的拔除方法和拔牙并发症的发生情况；此外，拔牙术前还需行血常规、凝血生化等血液检查，以确定是否合适拔牙。

（4）拔复杂牙或已发炎过的牙齿，可遵医嘱术前三天口服抗生素。

（5）拔牙前切忌空腹，空腹容易出现晕厥、低血糖反应。适当进食干的食物如面包、馒头等，少喝水。不宜进食过多、过油腻食物，以防拔牙过程中感到恶心，甚至呕吐。

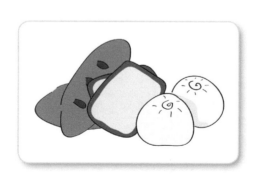

（6）有口服抗凝药的患者拔牙前需告知口腔科医生，并遵内科医生医嘱停药一定时间后完成凝血检查，以确保凝血功能在正常范围内方可拔牙。

（7）有高血压、糖尿病等慢性病患者，需要将血压和血糖控制在一定范围内才能拔牙，年纪较大的患者建议有家属陪同。另外，有心血管疾病患者建议至医院心血管拔牙门诊进行拔牙。

（8）术前保证体力充沛，注意休息。

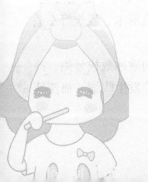

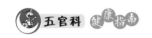

拔牙后需要注意什么？

接受拔牙手术后，需要注意什么？以下八条拔牙后的注意事项，一一解答您的困惑。

（1）拔牙后创口上的纱布需咬紧30～40分钟后才能轻轻吐出，24小时内唾液内有少量血液属正常现象。如出现大量鲜红色血液应及时就诊。

（2）拔牙2个小时后才能饮食。开始饮食时可吃流质或半流质，以温冷为宜，不吃过硬、过热食物。咀嚼食物需避开拔牙侧。伤口愈合前，勿饮酒、吸烟、进食刺激性食物，以免加重疼痛和延长伤口的痊愈期。

（3）拔牙后24小时内不要刷牙、漱口、用舌头舔及吮吸拔牙创口，以免破坏血凝块导致再次出血或继发感染。24小时后患者可避开拔牙创口刷牙，进食前后可用温和的漱口水或淡盐水漱口。

（4）拔牙后1～2天应注意休息，少说话，不要做剧烈运动或重体力劳动。

（5）拔牙后可遵医嘱服用消炎镇痛药，预防感染，缓解疼痛。若拔牙后3～4天开始出现剧烈疼痛或下唇仍有麻木、发烧等不适症状需及时复诊。

（6）拔牙24小时内可用冰袋或者冷毛巾间歇冰敷拔牙侧，冷敷可以使创口、创口周围软组织内出血的血管发生收缩，血流速度减慢，形成小血栓堵住血管的破裂口，帮助止血。另外，冷敷也可以减少组织液渗出，这样肿胀和出血都会减轻，并防止过度肿胀。在24～48小时以后，如果局部肿胀比较明显，可以进行热敷。热敷可以使局部的血管扩张，组织液或者是血液会重新回吸收，促进消肿。

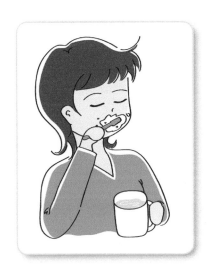

（7）拔牙后出现口水增多、吞咽困难、喉咙不适属正常情况，7～10天可自行缓解。

（8）如拔牙创面较大需缝线时，一般术后7～10天复诊拆线。

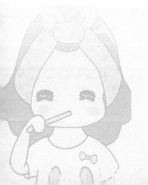

第八篇

"美丽人生" 之整形篇

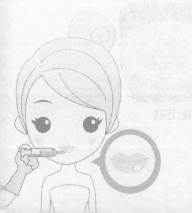

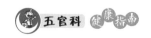

新生儿耳畸形需要治疗吗？

新生儿耳畸形发病率是非常高的，在出生缺陷中排名前5位。耳畸形的种类有很多，除了人们一眼就能识别的明显畸形，还包括招风耳、杯状耳、隐耳、垂耳等不太明显的畸形。新生儿的降临会让全家人手忙脚乱，容易忽视这些不太明显的耳畸形，等宝宝逐渐长大，才意识到耳朵的美观问题，对于耳廓形态异常，很多家长会认为"长长就好了"，并持等待观望的态度，以致错过了最佳矫治时期。大规模的临床研究表明，70%的患儿在不予干预的情况下，耳廓畸形保持原样或更严重。然而，若在出生后尽早开始使用耳廓无创矫正器（俗称耳模）进行治疗，有90%的患儿治疗后可有满意的结果。这是因为新生儿耳廓软骨中透明质酸

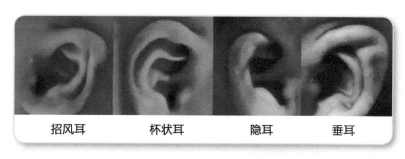

| 招风耳 | 杯状耳 | 隐耳 | 垂耳 |

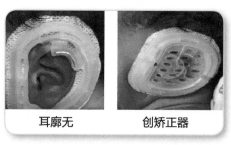

| 耳廓无 | 创矫正器 |

含量较高，有较好的可塑性和延展性。无创矫正治疗窗会随着新生儿体内循环系统中来自母体的雌激素水平的下降和随之而来的耳廓软骨中透明质酸含量的下降而结束。一般认为，治疗窗是出生后三个月之内，越早治疗效果越理想，需要佩戴矫正器的时间越短。如果错失了最佳治疗时机，以后想要改善就只能进行手术治疗了。

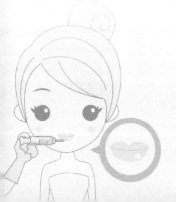

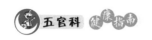

小耳畸形整复术后要注意什么?

小耳畸形是头面部除唇腭裂外最常见的出生缺陷,需要在合适的年龄(8～10周岁)取部分肋软骨进行全耳廓再造手术。针对全耳廓再造术相关的问题我们给予答疑。

1. 耳朵什么时候能消肿?

一般术后3个月内耳廓会出现组织肿胀的情况,但随着时间的推移,手术部位的肿胀会逐渐消退。有时为了更好地使伤口愈合、肿胀消除,医生会建议患者进行高压氧舱的治疗。一期手术后6个月,等再造的肋软骨耳廓存活后,就可以做2期或者立耳手术。

2. 再造耳廓恢复以后,就再也不需要特殊对待了吗?

当然不是。由于再造耳廓不敏感,我们一定要特别照顾他,而且要终身保护他才行!千万不要碰撞或者用力挤压他,即使已经完全恢复,睡觉时也尽量健侧卧位,并使用柔软的枕头。新生的耳朵很娇嫩,寒冷的冬天不能冻着他,炎热的夏天也不能让他长时间被日光直射。

3. 出院回家我可以坐飞机吗?

如果您的手术单纯是耳廓再造手术,那是没有问题的。但是如果您做了外耳道成形术,那就不能坐飞机了,以免影响术后鼓膜的愈合。

"聪明洞"真的聪明吗？

是不是经常会看到许多小朋友耳朵旁边有这样的小洞？老人们会把它叫做"仓耳"或"聪明洞"，认为以后会有富贵命，会变得聪明。但事实真的是这样吗？

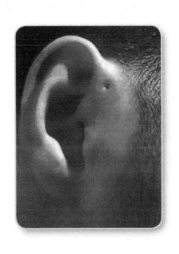

所谓的"聪明洞"，一般长在耳朵耳轮角的位置，是一种先天性耳畸形，医学名为"耳前瘘管"。在皮肤表面看似只是一个小洞，但其实里面有许多分支，甚至能够直接穿过耳轮角，到达耳廓软骨，并延伸至耳后。

耳前瘘管可以没有任何不适，但有些人会有少许稀薄黏液自小洞口渗出，还可以挤压出乳白色皮脂样物。这是因为瘘管的管腔内为复层鳞状上皮，具有毛囊、汗腺、皮脂腺等组织，有分泌功能。分泌物会导致局部微感瘙痒不适，还会有异味。如果瘘口堵塞，局部看上去像鼓了个包，实际上是形成了囊肿。若耳前瘘管没有症状，可不进行手术治疗；一旦瘘管感染，瘘口周围

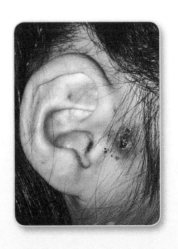

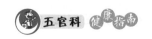

会出现红肿、疼痛，甚至脓肿，按压后还会有稀薄黏液或乳白色皮脂样物自瘘口溢出。一次发炎后，瘘管会反复发炎感染。

　　总之，感染过的耳前瘘管，特别是严重感染（有脓肿切开引流史），建议手术摘除病变。如果感染不是很严重，只是轻度的红肿，而患者发病时年龄太小，家长实在有顾虑的，也可以观察等待。如果再次感染，请不要再犹豫。

皮秒激光是什么？

大家对激光美容并不陌生吧，从光子嫩肤到白瓷娃娃，激光似乎早已是美白嫩肤的神器。随着科技的不断进步，激光技术也在不断升级，"皮秒"的出现，开启了皮肤激光领域的"5G"时代。"皮秒"和"秒"一样，同属时间单位，但是由于它比"秒"短得太多，在用于医学美容之前，实际上只有在天文学领域才能理解它的速度。

用最新的皮秒激光器治疗时，激光停留在皮肤的时间就是以皮秒为计时单位的。目前应用于皮肤美容最高级的仪器之一就是皮秒。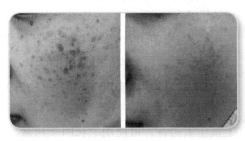皮秒激光之所以被称为划时代的革命，就在于它的作用时间足够短，甚至在激光产生热量之前就已经完成了色素的爆破。皮秒激光不但可以减少产生以往纳秒激光治疗时因为光热作用而产生的水疱、疤痕和色素沉着等副作用的概率，而且其强大的爆破能量把色素击得更碎，色素更快被吸收代谢，起效更快。

已有科学实验证实，由于皮秒的超快爆破，色素吸收的光能部分转换为热能，部分转换为机械能。激光束只有通过蜂巢透镜的多次聚焦才能产生足够强大的机械能和空泡效应，从而刺激真皮产生胶原，启动皮肤年轻化。

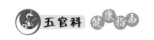

皮秒激光后需要如何护理？

皮秒激光具备去除色斑、美白嫩肤、细腻肤质、改善细纹、缩小毛孔等作用，甚至还能清洗纹身。

今天着重要和大家普及的是我们破茧成蝶的过程——皮秒的术后护理及注意事项。恢复期共分为四个阶段：

第一阶段：红肿期（术后0—1天）

建议使用冷敷医用面贴敷脸，降低面部灼热不适感，同时可以多吃含丰富维生素 C 的水果。该阶段一定要注意皮肤的保湿，可以多次使用保湿喷雾。若洗脸，建议使用熟水（沸水晾凉后的水）洗脸。避免食用辛辣刺激的食物，避免日晒。

第二阶段：结痂期（术后1—10天）

依旧采用熟水洗脸，洗脸后轻拭治疗部位，不能搓，之后涂上抗生素药膏，可使用生长因子药膏，直至痂皮脱落。

避免食用辛辣刺激的食物；不做剧烈运动使面部流汗；注意物理防晒，出门打伞。

第三阶段：结痂脱落期（术后10—15天）

在这个阶段需要坚持继续使用修复类产品，严格防晒，做好保湿工作。如出现干痒的情况严禁搔抓，注意要让痂皮自行成熟脱落，不得强行剥落。

第四阶段：效果显现期（术后16—30天）

在这个阶段还是要注意防晒和保湿，避免晒伤导致色素沉着。如想彻底祛除斑点需要按疗程治疗。

另外，术后如有任何不良反应，及时到医院复诊哦。

双眼皮术后需要注意哪些?

爱美之心人皆有之,人们经常用双眼皮大眼睛来形容美。随着医学技术的日新月异,越来越多的人通过"双眼皮手术"使自己的眼睛变大。让我们来了解下,双眼皮手术后的注意事项有什么?

(1)双眼皮手术后,医生会用一块小纱布遮盖住手术部位并加压,防止伤口暴露在空气当中而出现感染。术后应用冰块冷敷在伤口部位,这样能够防止出血,预防眼睛周围出现肿胀,还能够减轻疼痛。

(2)术后应当躺卧在床上休息,不要经常低头,避免看电视、看书、玩手机。在睡觉时也要垫高枕头,这样能够防止伤口出血和肿胀。

(3)不要随意用手触摸伤口部位,防止引发细菌感染。如果伤口出现了感染症状,应当及时就医,防止感染加重。

(4)在做完双眼皮手术后的一周之内,应避免伤口部位沾水,做好伤口周围的清洁。不要随意服用活血化瘀的药物。在拆线后,可以使用一些能够减轻和消除疤痕的护肤品,来去除伤口处的疤痕。

(5)一般在做完双眼皮手术后5~7天就可以拆线,在拆线之前也要仔细清洗在伤口愈合的过程当中,有可能会出现痛痒的症状,禁止用手去抠,防止将伤口抠破而导致感染。

如果您也想要做双眼皮,一定要了解更多关于双眼皮手术前和手术后的一些注意事项,当您决定进行双眼皮手术时,请一定要去正规的医院或整形机构。

第九篇

"息息相关"之其他篇

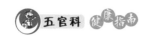

放疗是什么？

　　放射治疗（简称放疗）就是利用X线直接破坏肿瘤细胞的核心（DNA），杀死肿瘤细胞，分为外照射和内照射。放疗是恶性肿瘤的主要治疗手段之一，同样也可以应用于良性疾病的治疗。放疗和外科治疗、化学药物治疗、靶向治疗和免疫治疗构成了目前恶性肿瘤的主要治疗手段。50%～70%的恶性肿瘤患者需要接受放疗（术前放疗、术中放疗、术后放疗），约一半的患者接受了根治性放疗。

　　自1895年12月伦琴发现X射线以来，肿瘤放射治疗已有120多年的历史。前100年间，放射治疗停留在二维照射年代，近20年来，随着计算机技术的广泛应用、医学影像技术及放疗设备的进步，放射治疗技术得到了迅速发展，从二维时代跨入到三维时代，从粗放式的常规照射进入到精确放疗年代。肿瘤靶区得到更准确的照射，而周围正常组织器官照射剂量减少，得到更好的保护，疗效提高且副作用更小。

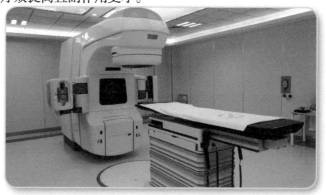

化疗是什么？

化疗作为肿瘤治疗的主要手段之一，全称化学药物治疗，是利用药物治疗肿瘤的一种手段。根据肿瘤细胞的特性和代谢特点，选择不同类型的、具有针对性的药物。药物主要通过对肿瘤细胞的增殖进行干扰，从而发挥杀灭肿瘤的效果。化疗药物分为口服、局部注射、静脉滴注、局部冲洗等给药方式，最常见的使用方式为静脉输液，包括单药或者多种药物联合给药。化疗药物进入静脉，随着血流，作用于全身。而其存在对正常细胞的杀伤力，诱发机体产生与治疗目的无关的副作用。需要指出的是化疗此期间的副作用，如白细胞、血小板、红细胞下降等血液系统异常，恶心、呕吐等胃肠反应，掉发等情况，一般是短暂且可控的，但需按医嘱随访检查。事物存在双面性，正确认识化疗药物，切勿将"副作用"妖魔化。一味恐惧"掉发""呕吐"等副作用而抗拒化疗的作法是不可取的。

"靶向治疗"也是一种化学药物治疗。"靶向药物"能够特异性的配对癌细胞上特殊靶点，像导弹一样精准定位后，杀死癌细胞，对正常组织细胞的损伤则较小。划重点，靶向治疗需要找到相应的靶点，药物才能起效。

现今，免疫治疗也是肿瘤治疗的热点。以"程序致死因子-1"为靶点，通过调节免疫系统对抗肿瘤的反应，而杀伤肿瘤细胞。

制定化疗方案时，既需考虑肿瘤的部位、病理类型、分化程度，也需要考虑用药的联合、顺序，还应根据肿瘤对药物的反应和患者的身体承受能力有所调整。临床上存在一线、二线、三线

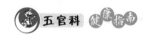

用药的概念。可以理解为一件事的处理有A、B、C 的方案。患者需要在治疗中与医生保持良好的沟通，以利于医生选择治疗方案，保障治疗效果，适时作出调整。

放化疗期间吃什么？

肿瘤放疗期间需要进行全程营养管理，"吃"很重要。

第一步"给吃名分"。我们须得将"吃"放在与治疗同样重要的位置。

第二步"吃多少才够"。放疗期间能量目标量推荐为25～30kcal/（kg·d），以60kg成年人为例，每日需1500～1800 kcal 热量左右。当然，也会受到肿瘤负荷消耗、应激状态和急性放射损伤的影响而变化。也就是说，摄入量需要个体化、动态地调整。

第三步"吃什么好"。提高蛋白质、维生素的摄入量，对于一般患者推荐1.2～1.5g/（kg·d），严重营养不良1.5～2.0g/（kg·d），恶液质者提高到2.0g/（kg·d）；以60kg成年人为例，每日需吃蛋白质72～120g，以鸡胸肉为例，要300～500g，以此类推。

第四步"辟谣不踩雷"。常见的肿瘤饮食误区：

①多喝汤补营养。炖鸡汤，"精华"全在汤里，喝汤不吃肉。正解：其实汤的主要成份是水，营养成分很少，蛋白质含量低，补营养还是要吃肉。

②吃得好，营养全被肿瘤吸收，要"饿死"肿瘤。正解：癌细胞异常增殖，抢营养，饥饿只会让正常组织得不到营养无法修复，身体消耗更快，加速疾病恶化。

③肿瘤病人应该吃素，不沾荤腥。正解：维生素的摄入量增加的同时，一定要保证蛋白质摄入的质和量。

④吃不下、没胃口，吊营养针补充就好。正解：放疗期间不推荐肠外营养，只要肠道有功能，首先考虑肠内营养，也就是"吃"。胃肠道进食是最自然的状态，食物进入肠道吸收，也能维

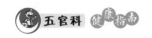

持菌群平衡。如果长时间不进食，肠黏膜会萎缩，肠道菌群失调、肠道黏膜屏障作用破坏，正常的肠道被"废用"，就如"车不开容易坏"是一个道理。而且静脉补液也会增加过敏、静脉刺激等不良反应的可能性。

总之"吃得好"的目标是治疗期间体重"不掉称"，营养要均衡，蛋白保质量，能吃不吊水，总量要足够。

放化疗期间口腔溃疡、口腔痛怎么办？

1. 很常见

放化疗期间，口腔黏膜炎是治疗过程中常见的并发症，尤其在头颈部肿瘤放疗、单纯性化疗、大剂量造血干细胞移植治疗时。

2. 正确认识

常见表现有口腔黏膜不同程度的炎症、干燥、敏感、疼痛、溃疡、味觉减退等，需要和医生定期保存沟通。

3. 科学防治

①冷疗法。通过冰水、冰块含漱等预防口腔黏膜炎。每次2~3分钟，冰块不宜过大，磨掉棱角，过程中不要用力吸吮及吞咽，融化后及时更换。此处特别指出使用奥沙利铂者，禁用冷疗。对冷敏感及老年患者也不建议使用。

②增加营养，不因噎废食。因口腔的不适问题，患者不愿主动进食，造成的进食减少、脱水、营养不良等。努力增加营养，鼓励经口进食，有利于降低口腔黏膜炎的发生率。

③口腔清洁。每天观察口腔有无红肿、红斑、疼痛、溃疡。饭后、睡前用软毛牙刷配合含氟牙膏刷牙，避免牙龈出血，每月换牙刷。用无酒精的含盐溶液漱口，比如生理盐水、苏打水或二者的混合液漱口，每次15mL，持续1分钟，每日4次，漱口后半小时避免吃喝。使用适合的牙线，每日清洁牙缝。

④饮食要点。不吃可能加重黏膜损伤、疼痛或不适的食物及饮料，如西红柿、柑橘类水果及过热、辛辣、粗糙生硬食物等。戒烟，戒酒。

⑤牙齿的保护。妥善护理义齿，减少对口腔黏膜的刺激，有

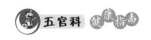

龋齿应加强对残根的清洁处理，建议在放化疗之前先就诊口腔科，解决相关问题。

⑥含服蜂蜜。每次放疗前、后15分钟及放疗后6小时，含服蜂蜜15～20毫升/次，5分钟后慢慢吞咽，使蜂蜜与口腔黏膜充分接触。糖尿病患者禁用蜂蜜预防口腔黏膜炎，乳腺癌患者慎用。

⑦口香糖的使用。就餐后咀嚼口香糖5～10分钟，糖尿病者使用无糖口香糖。

PICC置管是什么?

PICC（Peripherally Inserted Central Catheter）是经外周静脉插管的中心静脉导管的缩写，而非"中国人保"。从外观上看，PICC就是一根细长的、柔软的导管。导管从手臂外周静脉穿入，到达上腔静脉（连接右心房）附近。

PICC多用于5天以上的中长期静脉给药或者静脉输注高渗性、有刺激性的药物治疗，由此成为化疗给药的重要手段之一。化疗药物多刺激性大，若不慎漏出血管，轻者可出现局部红、肿、热、痛，严重者可引起皮肤及组织损伤，甚至影响下一个疗程的治疗。因此，选择高质量的静脉用药通路十分必要。化疗需要多疗程、持续输液，这是普通的输液方式很难满足的，而PICC的优势正在于此。同时，使用PICC免去了频繁静脉穿刺带来的痛苦，留置时间可长达一年，又杜绝和避免化疗药物的外渗对局部组织的刺激和损伤，能为需要中长期治疗的患者提供稳定的静脉给药通路。除此之外，导管不易脱出，稳定性也好，输注流速不受患者体位和活动的影响。

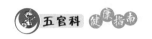

PICC置管后需要注意哪些？

置管后需注意保护导管，避免感染和导管损伤。具体措施如下：

（1）置管手臂的上肢不能负重（如举重、提重物、用力），避免剧烈运动。可做适当手腕、手指活动，以促进血液循环。

（2）勿做浸泡于水中的活动（游泳、水上作业等），避免导管与水直接接触，淋浴时可用保鲜膜或胶套等防水材料作保护，避免弄湿敷料。

（3）如出汗较多，淋浴等因素导致贴膜褶皱、滑落等现象，请及时至医院更换贴膜。保持穿刺处皮肤的清洁干燥。

（4）注意不要在置管侧手臂上方扎止血带、测血压，以防血液返流造成导管堵塞。

（5）衣服的袖口不宜过紧，尤其在冬天穿脱衣服时，应防止把导管带出。可用干净的女士无跟袜或透明丝袜剪去袜头和松紧带，套在PICC导管外露部分，作适当保护。

（6）置入PICC者至少每七天至医院维护一次，不得擅自处理，同时携带好维护专用记录册。

如发现以下几类情况，请及时去医院就诊：

（1）透明敷料污染、卷边、潮湿等导致PICC导管不完全脱落的情况。

（2）穿刺处及其周围皮肤有瘙痒、皮疹、红肿、疼痛、流分泌物、活动障碍等异常情况。

（3）输液时疼痛、输液停滴、缓慢等异常情况。

（4）发现导管内有血液返流，外露导管打折、脱落、漏水等异常情况。

后　记

在本书的编写过程中，上海市红十字南丁格尔志愿护理服务队五官科医院分队提供了极大的帮助，他们将丰富而宝贵的经验无私地奉献给广大读者，以帮助读者掌握五官科健康知识，做好日常护理工作。

上海市红十字南丁格尔志愿护理服务队五官科医院分队是一支以复旦大学附属眼耳鼻喉科医院志愿者护理团队为主体的队伍，于2010年5月成立。团队成员由原来的22名发展壮大至120名，涵盖医院护理部主任、主任助理、护士长、医疗助理及骨干护士等。

十余年来志愿者团队积累了丰富的专科公益科普讲座经验，秉承"人道、博爱、奉献"的理念，以专科医疗资源为助力，以医院信息宣传平台为载体，以五官科普知识教育为主线开展公益科普讲座，至今累计服务对象过万人，服务时长达3000余小时。顺应延续化护理的理念，志愿者团队调研社区人群的健康科普保健知识需求及意愿，结合既往主办科普讲座的经验，举办了针对社区居民的专题讲座，开创了走出医院、下沉社区的科普联动模式。

2018年5月借助"互联网＋"的模式，首次启动志愿者团队微信服务公众号，并以其为媒介开展线上义诊、专科讲座、科普微视频等活动。2021年更是结合专科特色为低视力及老龄人群开展"小馨馨读科普"活动，在信息多元化的大背景下，不断更新专科公益科普的形式，进一步扩大了服务人群和对象。

牢记初心，不负使命，十余年的坚守和奋斗使得志愿者团队获得了多方肯定，并多次获得复旦大学附属眼耳鼻喉科医院志愿者基地"最美天使奖"、上海市红十字南丁格尔志愿护理服务队"优秀团队奖"等多项荣誉。

回顾过去，收获颇多，展望未来，任重道远。团队必将不忘初心，继往开来，致力在公益科普的道路上惠及更多受众，奉献爱心，回馈社会！

在此，特别鸣谢上海市红十字南丁格尔志愿护理服务队五官科医院分队为本书的出版所做出的积极贡献。

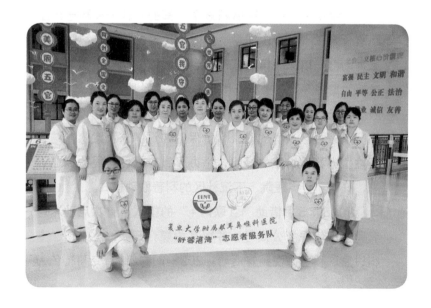